プリセプターシップを変える

# 新人看護師への学習サポート

**北浦 暁子** NKNエグゼクティブディレクター
西武文理大学看護学部客員教授

**渋谷 美香** 日本看護協会看護研修学校教育研究部長

医学書院

**北浦暁子**　きたうら・あきこ
NKN エグゼクティブディレクター，看護コンサルタント
1989 年高知女子大学家政学部看護学科卒，日本赤十字看護大学大学院看護学研究科修士課程修了，千葉商科大学大学院政策研究科博士課程単位取得退学。
日本赤十字社医療センターでの看護師経験の後，大学教員，社団法人日本看護協会勤務，継続教育における教育プログラム開発等を経験し，看護コンサルタントとして活動を開始。2008 年，看護コンサルティングファーム NKN のエグゼクティブディレクターに就任。
(URL：http://www.nursing-knowledge.net) 2009 年より西武文理大学看護学部客員教授を兼務。
専門は，看護職の人材育成，モチベーションマネジメント，看護管理，看護政策。
主な著書に，『看護師のためのビジネススキル組織人としての仕事のきほん』（共著，医学書院），『ナースのための管理指標 MaIN 2』（共著，医学書院），『中途採用看護師をいかす！伸ばす！育てる！』（共著，医学書院），『看護職者のための政策過程入門』（共著，日本看護協会出版会）などがある。

**渋谷美香**　しぶや・みか
日本看護協会看護研修学校教育研究部長
1990 年聖路加看護大学卒，兵庫県立看護大学（現：兵庫県立大学）大学院看護学研究科修士課程修了。
国家公務員等共済組合連合会虎の門病院での臨床を経験後，兵庫県立看護大学および埼玉県立大学の教員を経て，社団法人日本看護協会勤務。継続教育における教育方法やプログラム開発等を経験し，2008 年，看護コンサルティングファーム NKN を立ち上げる。
(URL：http://www.nursing-knowledge.net) 2012 年 4 月より現職。
専門は，看護教育，施設内教育開発，看護職（特に施設内教育担当者）の人材育成。
主な著書に，『臨地実習のストラテジー』（共訳著，医学書院），『中途採用看護師をいかす！伸ばす！育てる！』（共著，医学書院），『これならできる看護研究』（共著，照林社）などがある。

---

プリセプターシップを変える
**新人看護師への学習サポート**

| 発　　行 | 2006 年 12 月 1 日　第 1 版第 1 刷Ⓒ |
|---|---|
| | 2021 年 11 月 1 日　第 1 版第 11 刷 |

著　　者　　北浦暁子・渋谷美香
発行者　　株式会社　医学書院
　　　　　代表取締役　金原　俊
　　　　　〒113-8719　東京都文京区本郷 1-28-23
　　　　　電話　03-3817-5600(社内案内)

印刷・製本　　山口北州印刷

本書の複製権・翻訳権・上映権・譲渡権・貸与権・公衆送信権(送信可能化権を含む)は株式会社医学書院が保有します．

ISBN978-4-260-00367-4

本書を無断で複製する行為(複写，スキャン，デジタルデータ化など)は，「私的使用のための複製」など著作権法上の限られた例外を除き禁じられています．大学，病院，診療所，企業などにおいて，業務上使用する目的(診療，研究活動を含む)で上記の行為を行うことは，その使用範囲が内部的であっても，私的使用には該当せず，違法です．また私的使用に該当する場合であっても，代行業者等の第三者に依頼して上記の行為を行うことは違法となります．

JCOPY　〈出版者著作権管理機構　委託出版物〉
本書の無断複製は著作権法上での例外を除き禁じられています．複製される場合は，そのつど事前に，出版者著作権管理機構(電話 03-5244-5088，FAX 03-5244-5089，info@jcopy.or.jp)の許諾を得てください．

はじめに

# 新人看護師教育をめぐる状況
# プリセプターシップへの期待と現実

　新人看護師をいったいどう指導すればよいのか？　なぜ教育がうまくいかないのか？　プリセプターシップは本当に有効に機能しているのだろうか？
　これらは現在，プリセプターや看護教育担当者となった多くの方々が直面して頭を悩ませたり，あるいは日々の指導のなかで常に引っかかったりしている疑問ではないでしょうか。実際，多くの施設で新人教育を中心とした人材育成に関して，「プリセプターが潰れてしまう！」「正直なところどう関わったらいいのかわからない……」「新人が育たない」など悲鳴に近い声を聴きます。
　2003年の日本看護協会の調査結果では，全国の調査対象施設の大多数が，何らかの形でプリセプターシップを実施していると答えています。プリセプターシップは，「新人看護師のリアリティショックを予防し職場適応を進めるのに有効な指導方法」という位置づけで，これまでにない新たな指導のあり方として，日本中に広がりました。しかし，新人看護師育成に対するさまざまな課題はむしろ増え続けていると言えるかもしれません。「プリセプターシップ再考」「プリセプターシップを機能させるために」「新人看護師指導を見直す」といった特集が多くの看護系雑誌に登場しています。このような現象も，看護実践現場が新人看護師の育成に自信を持てなくなっている象徴なのかもしれません。

　私たち看護師は，臨床現場で看護の実践経験を積むと同時に，多くの教育役割を経験することになります。たとえば，プリセプターや勉強会担当，院内の教育委員などがこれにあたります。このような役割を経験することで，試行錯誤を繰り返しながら，後輩を育て，自身の看護に気づき，気づいた知識を同僚に伝える術を学び，看護の質を高め，対象に還元する力さえもつけていきます。
　医療技術は高度化・複雑化し，入院日数は短期化する現在，多くの看護現場では，医療安全確保のための莫大な業務を抱えています。常に高いプレッシャーのかかる現場で，限られた人員でなんとか日々の実践課題に対応している状況では，人材を育てる時間を割く余裕はないのが実情でしょう。しかし，このような状況だからこそ，確実に人材を育てていくためには，限られた教育担当者による経験に基づく試行錯誤の教育方法を，根本から見直す必要があるはずです。
　私たちは，先輩・後輩という経験の差や立場の違いを超えて，お互いが共に学び合う方法としての教育について「どうやったらいいのか？」という方法論をほとんど学ぶ機会がないまま過ごしてきています。看護師として患者の指導にあたるときでさえ，自分の経験のなかで身につけた方法に基づいて指導を行なうのが一般的で，多くの場合は余裕がなく，知識を一方的に提示するだけの方法になってしまうというのが偽らざる現状なのです。

看護師同士が互いに学び合う方法に至っては，自分が何らかの教育・指導担当の係にならない限り，自分の教育的関わりがどうなのか，この方法でよいのかに対して答えをもらえる機会はほとんどありません．しかし，担当になった人だけが教育を行なう，教育について考えるという状況によって，本来私たち看護師すべてに必要な，人を育てる力としての教育能力が機能不全に陥ってはいないでしょうか．

　新人を育てるということは，誰か特定の人の役割ではなく，周りにいる看護メンバー全員の役割なのです．
　ただし，「新人を育成する」といった大きい目標のもと，「全員で指導する」というスローガンだけを掲げても，多くの看護メンバーがプリセプティに効果的に関わることは困難です．プリセプティ育成の明確なビジョンに基づいて，「常にこれだけは行なってください」という核となる方針が提示されると，プリセプティ育成に対して多様な価値観を持った多くの看護メンバーの行動は大きく変化していくことでしょう．プリセプティが学び，成長することを支えるために，新人育成に関わる看護メンバー全員が適切な学習サポート行動を実践するためには，そのための工夫が必要なのです．
　そこで本書では，明確なビジョンに基づく年間計画と，その時期に応じて留意すべき点を，「プリセプティ育成に対する基本的な考え方」と「すべての指導に共通して必要な基本的態度」という視点からまとめました．

　本書が1人でも多くのプリセプターの支えとなり，学び合う組織づくり，ひいては看護現場の教育力を高める一助となることを願っています．

2006年11月

北浦暁子　渋谷美香

# 目次

はじめに　新人看護師教育をめぐる状況 ... iii

## プリセプティの学習サポートのためのプリセプターシップ実現に向けて　1
学習サポートとは　*2*
学習サポート基本計画　*8*
プリセプターに期待される役割　*10*
プリセプターのサポート行動に焦点を絞った関わり方　*12*
本書の活用方法の提案　*14*
　Column　知識を創造する──ナレッジマネジメントという考え方＜ 16 ＞

## 2月・3月　新しいプリセプティを迎えるための準備をする時期　17
新採用予定者への学習サポート活動の開始　*18*
能動的な働きかけの波及効果　*21*
　Column　承認──コーチングを受ける人が目的地にたどりつくためのエネルギー＜ 23 ＞

## プリセプターになったら手にとってほしいお勧めの本　24

## 4月　プリセプターシップの土台をつくる時期　27
基本的信頼関係の構築がこの時期の最重要課題　*28*
プリセプターシップに関わるメンバー全員が適切な態度で臨む　*31*
　事例　無自覚な"愛のムチ"の脅威　*31*
情報交換から解決の糸口が見つかる　*37*
　Column　自己概念と自尊感情──人は他人を通して自分を見る生き物＜ 39 ＞

## 5月・6月　すべてが初めての経験という時期　41
どんどん進む看護師への変化のなかで　*42*
この時期の目標：プリセプターの姿をハッキリと示す　*44*
看護メンバー全員にポジティブフィードバックの方法を明確に伝える　*47*
　Column　ファシリテーション──多様な人と協力しそれぞれの持つ力を最大限に引き出す方法＜ 49 ＞

## 7月・8月　ロールモデルであることに直面し戸惑い始める時期　51
プリセプターは何をお手本として示すべきなのか悩む　*52*
　事例　私ではお手本になりません　*53*
プリセプターがロールモデルである意味とは？　*55*
役割を明確にすることでストレスは軽減できる　*58*
　Column　役割期待とその関連概念──他人からの期待とどのように付き合っていくか＜ 59 ＞

## 9月・10月　経験の内容が広がってくる時期の学習サポート　61
すでに経験している事項を指導するときの落とし穴　*62*
　事例 ほめてもプリセプティが"やる気"を見せてくれない　*63*
やる気とは何かを知る　*65*
やる気を育てる関わり方とは　*68*
"ほめる"と"やる気"の関係　*71*
動機づけのための指導の実際　*73*
　Column モチベーションマネジメント──やる気をどうやって引き出すか< 75 >

## 11月・12月　経験の内容と役割期待が変化してくる時期の学習サポート　77
プリセプティへのプレッシャーが高まり学習サポートに混乱が生じる　*78*
　事例 「あるべき新人」という呪縛　*78*
成長とともに過大になりがちな役割期待　*81*
期待が高くなるほど必要なゆるぎない擁護　*84*
うまくできなかったこと・失敗からの学び方　*85*
ステップアップのためのお互いの学び方のヒントとは　*87*
　Column 認知的不協和と互恵規範──プリセプティの成長を脅威や不快に思う心理的メカニズム< 89 >

## 1月・2月　評価に追われる時期の学習サポート　91
評価を求められる圧力　*92*
　事例 「何もできていない」という焦り　*92*
改めて考える"評価"の意味　*95*
評価そのものより評価結果の活用の仕方が重要　*97*
プリセプティを伸ばすための発展的なフィードバックのために　*99*

## 2月・3月　看護メンバー全員が新たな学習サポートを創造する時期　101
新人看護師教育に関するビジョンの明確化と共有　*102*
新人を迎える態勢の整備　*104*
新しい病棟の価値を創り上げる担い手として　*106*

おわりに　看護をともに支える人材を育てるために　107
索引　109

イラスト：チユキ　クレア

# プリセプティの学習サポートのための
プリセプターシップ実現に向けて

# 学習サポートとは

## 「何をどう教えるか」から「どのように学習を支援するか」への発想の転換

　多忙きわまりない病棟において，新人看護師教育の一番の目的は，「いかに早く仕事を覚えてひとり立ちするか」であり，そのためには夜勤に入るまでに「とにかく経験」し，「山のようにある教えるべきことをできる限り伝える」のが現状です。そのために，「1つでも多くのことを教えるにはどうするか」がプリセプターシップの中心課題になっています。

　この状況を反映し，新人指導に関する書籍の多くが，新人看護師の特徴と，それに対して私たちが留意すべき知識を重要な構成要素として，「基本的にどのような教育内容を新人看護師に提供すべきなのか」という視点で綴られています。

　しかし，現場の声を聞くと，「どうやって教えたらよいのかわからない」「プリセプターとして自分のペースで新人に教えているが，それで本当にいいのだろうか？」といった悩みが山積しています。つまり，新人看護師のみならず，新人看護師の指導者をどう育成するかも近年の課題になっています。

　看護の基礎教育においても，看護学生が実習に出た際に，学内で学んだ知識をうまく統合できないという現象に対する指摘が多くみられ，さまざまな観点から議論されています。

　このことは米国においても議論されており，1987年に米国看護界は理論と実践とのギャップから「カリキュラム・レボリューション」（Bevis, 1988）を提言しました。それまで，米国看護界は，「知識を与えることによって行動そのものが変わること」を教育目標とする「行動主義的カリキュラム」が主流でした。そのため，伝統的な教育者や指導者中心の，知識伝達が主となる教育がなされてきました。しかし，社会や時代の変化とともにめまぐるしく「知識」が変化し，さらに実践とのギャップから，学生と教師の相互作用を通して，お互いが学ぶ力を発揮できるような柔軟なカリキュラム，統合的で実践的な発想への転換が図られました。

　これにより，単に知識を教えることによって，看護学生の学習方法が記憶中心となり思考しなくなってしまう問題について考え直すべきだという議論が高

まりました。つまり，「看護技術をいかに教えるか」から，「看護学生がいかに学ぶか」というように学習のとらえ方が変わってきたのです。

このような看護教育界の流れを汲んで，『ケアリングカリキュラム』（Bavis & Watson 1989）が発表され，カリキュラムは「学習を起こすという意図をもった学生と教師の相互作用であり交流である」と指摘されました[1]。

この新しい学習観については，近年，心理学や教育学の分野において，議論が活発化しています。つまり，学習者は知識を伝達される者ではなく，他者との相互作用から経験を意味づけ，自分で知識を作り上げて構成していく者であるととらえ，これによって，実際に使える知識が形成されるという考えです。

以上のように考えると，本来，プリセプティの育成は，どんな知識・技術・態度を教えるかだけでなく，新人看護師が自ら学び，知識や技術を獲得し成長することをいかに支援するかにあると考えられます。この考えに立つと，プリセプティが先輩の指導を受身でとらえるのではなく，積極的に「新人としての学習の場」に参加できるような支援，環境づくりをすることが，私たち先輩看護師の役割であると考えられます。つまり，"何を教えるか"から"プリセプティが生き生きと学ぶために，どのように学習を支援するか"への発想の転換が必要になるのです。

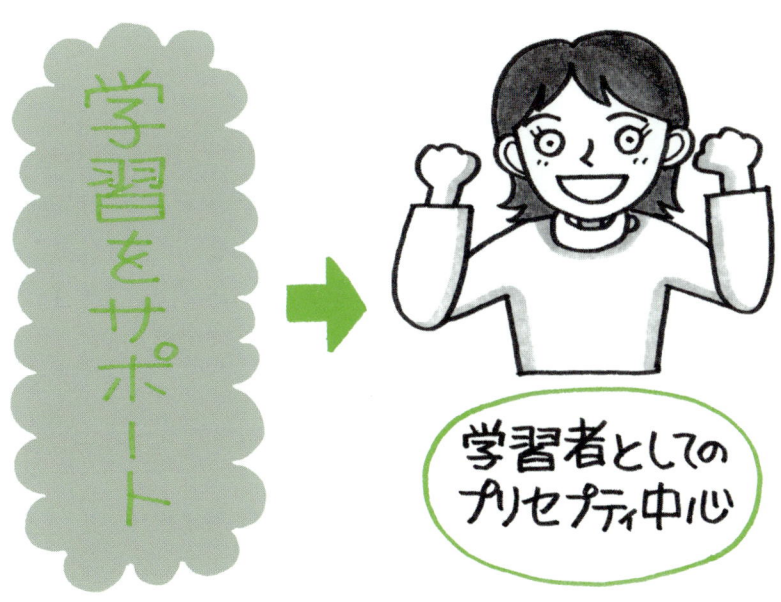

学習をサポート → 学習者としてのプリセプティ中心

## "これから育つ人"としてのプリセプティへの支援

　看護師は，改めて言うまでもなく，専門職業人であり，日々変化する知識・技術を常に自分のものにすべく更新し続ける必要があります。

　2003年に日本看護協会から出された『看護者の倫理綱領』には，「看護者は，常に，個人の責任として継続学習による能力の維持・開発に努める」と記されています。つまり，「看護者には，科学や医療の進歩ならびに社会的価値の変化にともない多様化する人々の健康上のニーズに対応していくために，高い教養とともに高度な専門的能力が要求される。このような要求に応えるべく，計画的にたゆみなく専門職業人としての研鑽に励み，能力の維持・開発に努めることは，看護者自らの責任ならびに責務である」と解説されています[2)]。

　しかし，看護師自身の能力維持・開発を「個人の責任」のみに頼ることは，特に新人看護師においては妥当な判断であるとは思えません。「あなたはもう国家試験に通ったのだから，自分でどんどん勉強すべき」，あるいは「自分で学ぶ姿勢を持ってもらいたい」と，教育界においても現場においてもまことしやかに言われていますが，新人へ最初にかける言葉としてはもっと別の選択肢があるはずです。

　新人看護師は，私たちの想像以上に非常に緊張した状態におかれ，先輩看護師や他職種のなにげない一言や態度によって，あっという間に自信をなくしてしまいます。それは，単に「落ち込む」という一時的な感情だけではなく，自信が持てないことにより，能力が発揮できず，さらには実践から学ぶ力も急速に衰えていく悪循環を簡単に引き起こします。

　新人が効果的に学習を進めるためには，つまり先に述べたように，看護者が看護実践や経験の意味を考え，自分の中に価値づけて知識を構成し成長し続けるためには，「自分がこの病棟に存在する意味がある」「自分の力を発揮して成長してもよい」いう安心感と自信が必要です。だからこそ，プリセプターシップにおいて，「基本的信頼関係の構築」が重要になってくるのです。

　「基本的信頼関係の構築」の中心を貫く態度として，「人を尊重し認める＝承認」が挙げられます（▶23ページ参照）。人が，持っている能力を十分に発揮するためには，本人が自分の力を信じて自信を持つことが必要になります。自信は前に進み続ける原動力となるからです。だからこそ，プリセプティの学習は「個人の責任」という前提からスタートするのではなく，まずはお互いに承認し合う学習支援のための基本的信頼関係をつくることから始める必要があります。そして，プリセプターシップに関わる病棟メンバーは，プリセプティやプリセプターが自分を認めることができるように，「温かく見守る」だけでは

なく,「相手を承認する声かけを直接本人にする」というように,承認を行動で表わし伝えるべきなのです。

## 「学習を支援する」とは,どんな関わりなのか

では,「学習を支援する」とは具体的にどのような関わりなのでしょうか？
近年注目されている「知識創造＝ナレッジマネジメント」を参考にすると,イメージしやすくなります（▶16ページ参照）。

まず,看護部や所属病棟が目指すプリセプティ育成の「大きな目的＝ビジョン」を,全員が理解し,自分たちの行動をその目的と照らし合わせて実践することが大切です。プリセプティにどのような指導を行なうのかといった項目を示すだけではビジョンとは言えません。また,質の高い看護を目指すといった壮大な目的も,看護メンバーが共有して具体的に行動を起こすにはあまりに抽象的で,実践に反映させることは難しくなります。「プリセプティが毎日の実践で小さな達成感を1つでも得られるように看護メンバー全員で支援する」のように,プリセプティ育成の基盤となる考え方と,それを反映する具体的な行動とのバランスがとれている内容が,プリセプティ育成のビジョンとして重要だと言えます。

次に,看護実践の経験で得た知識をいかに共有するかが重要になります。プリセプティが獲得した知識のみならず,プリセプターがプリセプターシップの中で得た知識を看護メンバーと共有することによって,学習支援をどのように

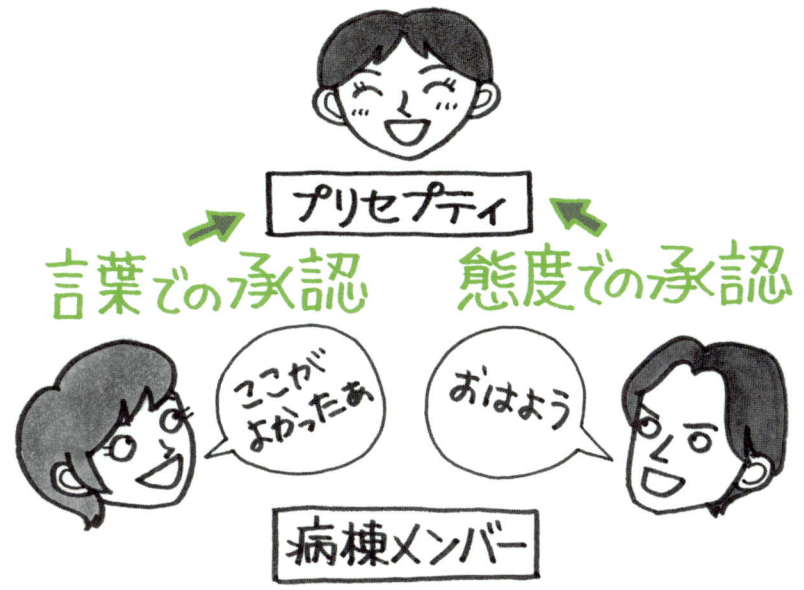

支え促進していけるかを検討し，展開することが可能になります。

さらに，新人看護師の経験を意味づけて「知識」にするためには，申し送りや面談，カンファレンスなどの「対話の場」を設定することが必要です。知識を共有し意味づけていくための「対話の場」を意識的に設定することは，すべての看護メンバーが学習支援に関わるためにとても重要な要素になります。「対話の場」において，単に過去のことを振り返り反省するのではなく，未来に向かって意味を見出す作業ができる。それによってはじめて，新人看護師の看護実践が「知識」として獲得されていくのです。

最後に，新人看護師がやる気を維持できるように，努力を認め，知的意欲が湧くような次の目標を設定するなど「モチベーション」を高めることがポイントです（▶75ページ参照）。本書で繰り返し強調する温かな言葉，穏やかな笑顔，やさしい声，楽しい雰囲気などのポジティブなメッセージは，すべてこの「モチベーション」を強化するための大切な要素なのです。

いずれにしても，新人看護師が生き生きと毎日を過ごし，さまざまな能力を獲得し成長できる環境を，私たち先輩看護師が整備することが重要です。

「知識」という肥料をあげすぎても，「自分で勉強しなさい」と言うだけで水をあげずにいても，新人看護師という芽は花を咲かせる前に枯れてしまうでしょう。本人の伸びていく力を損なうような過剰な支援は，それはもう支援ではありません。あくまで，支援する私たちは，補助的な役割であって，主役は新人看護師なのです。

## プリセプティの学習サポートは，だれが行なうのか

　プリセプティに対する学習サポートには，プリセプターだけでなく，プリセプティに接するすべての看護メンバーの支援的な態度が不可欠です。

　プリセプティとプリセプターがどれほど効果的に支援していても，新しい環境や役割への適応に四苦八苦しているプリセプティは，看護メンバーのちょっとした言動によって大きく傷つくことがあります（▶31ページ参照）。だからこそ，学習サポートは看護メンバー全員で行なうべきなのです。

　現在，数多くの臨床現場における新人看護師教育では，プリセプターシップを効果的に展開するために，病棟全員で組織的にプリセプターシップにどう関わるかが大きな関心事となっています。そのために院内教育支援システムをどのように構築していくかは重要な課題です。ただし，いろいろなプログラムが整備されたとしても，実践の場面においてどれだけ支援できるかは，看護師1人ひとりの指導者としての力にかかっています。ですから，新人の学習を支援する看護メンバー全員が自らの行動を意識することが大切です。

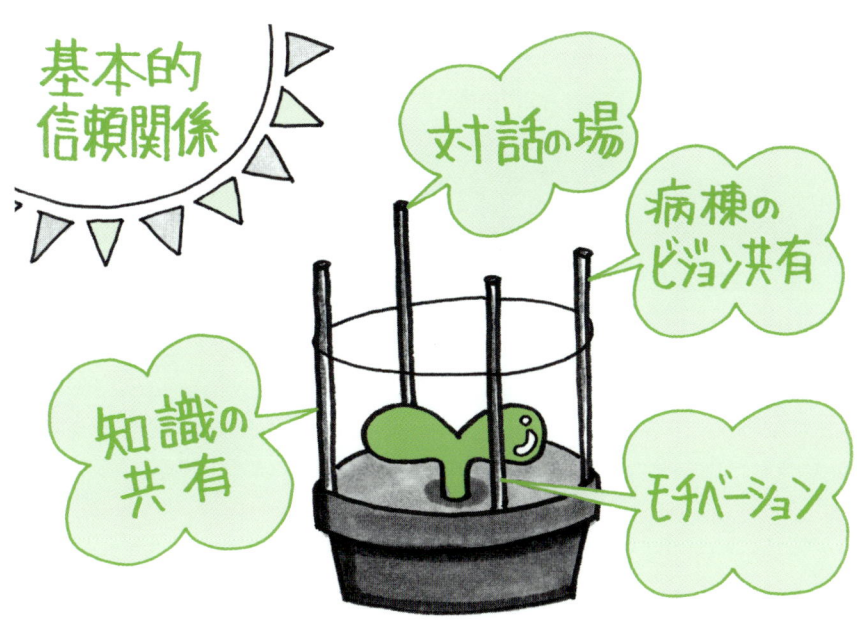

プリセプティの学習サポートのためのプリセプターシップ実現に向けて

# 学習サポート基本計画

　学習サポートのための行動とは，プリセプターがプリセプティに対して，その学習に対して意図的に行なうすべての支援行動を指します。これは，プリセプターだけではなく，教育担当などの指導的立場の方にも実践してほしい内容です。

　本書がとらえるプリセプティ学習サポートの基本となる考え方として，**表1**に示す10のポイントがあります。

## ゴールの設定

　本書が目指す新人看護師教育のゴールとは，プリセプターとすべての看護メンバーが，「プリセプティに対する学習サポート」として基本的に行なうべき行動を確実に実践できるようになることです。

　プリセプターシップの基本は，「プリセプティの学習をサポートする」こと

**表1　学習サポートの基本的な考え方**

| | |
|---|---|
| ポイント1 | プリセプティの学習を支援する環境としてプリセプターシップがある。 |
| ポイント2 | 基本的信頼関係の構築によって，プリセプティは効果的に学習を進めることが可能となる。 |
| ポイント3 | 病棟のすべての看護師1人ひとりが役割を持ち，個人の責任が明確にされるところから，病棟のすべての看護師によるプリセプティへの学習サポートが成立する。 |
| ポイント4 | 明確なビジョンを病棟のすべての看護師で共有する。 |
| ポイント5 | 学習サポート計画は目標と評価をセットで考える。 |
| ポイント6 | 病棟のすべての看護師がプリセプティへの学習サポート計画に基づいて行動する。 |
| ポイント7 | プリセプターシップに関連する看護メンバー全員の"公式な情報共有の場"を設定する。 |
| ポイント8 | 客観的な視点に基づく正当な自己尊重が，信頼を生むコミュニケーションの基本となる。 |
| ポイント9 | プリセプティが自分自身を認め自信を持ちゴールに到達するためには，承認が必要である。 |
| ポイント10 | プリセプティを尊重する態度・行動に変わるには，プリセプターシップに関連する自分のこだわり（＝色眼鏡）からの決別が必要になる。 |

であり，この姿勢を貫いてプリセプターや看護メンバーが指導することを非常に重要視しています。そこで，本書は1年間を通して病棟での指導のポイントとなる時期ごとに，その課題となる出来事の分析をふまえて「どうすべきか」の1つのヒントを提示します。

> ● ゴールの設定：プリセプター（およびすべての看護メンバー）がプリセプティの学習サポート行動を実現できること

## 年間の流れと各時期の課題を知り予測的に関わる

多忙と緊張の連続である現場では，プリセプティに対する学習サポートは，「今日，新人の指導をどうするか？」という場当たり的な対応になりがちです。しかし，常に年間を通してどのような流れなのか，「プリセプティ学習サポートの全体像」が見えていれば，この後どういうことを考えていくべきかなど予測的な介入を行ないやすくなります。

## 段階的なサポートの効果と
## 基本的なサポートを徹底する意義

次章以降の各章の扉では，プリセプティへの学習サポートの取り組みは，1年間を目安とするサークルで示します。このサークルは，ある時期のサポートは，次の時期の行動へのステップであり，それぞれの時期のサポートが次の時期のサポートをより効果的なものにすることを表わしています。

同時に，サークルはやがて一巡して，これまでにすでに行なっているサポートに戻ってきます。つまり，次々と新たなサポートを提供しながら対応していかなければならないという考え方ではなく，必要なサポートの内容とは，実は基本的な行動を繰り返し丁寧に実践することであり，それはどこからでもスタートできるものであると強調します。

特に，プリセプターの果たす役割と具体的行動について，年間の各時期にどのような問題や課題があるのかを示し，それをふまえてプリセプティに対する学習サポートを行動化することがとても重要になります。「何を指導するのか」という内容でなく，「どのように学習サポートするのか」という方法を中心に，できるだけシンプルに記述します。

# プリセプターに期待される役割

本書では、プリセプターの役割を**表2**の6つの側面からとらえます。

### ロールモデル

プリセプターは、専門職としての実践をプリセプティに示すという役割を持っています。プリセプターに期待されるのは、患者や家族、職員に対する敬意のこもった対応、専門職としての誠実な行動などの、本当に基本的な、しかし、非常に大切な振る舞いを見せることです。

ここが誤解されがちなのですが、完璧なお手本ではなく、専門職として少し先を歩く実践者としての、仕事に対する意欲の保ち方や知識の維持・技術の向上などを、苦労しながら実践している現実の姿を見ることが、プリセプティにとって重要なのです。

### 指導者

プリセプターは、知識や技術をプリセプティと分かち合うという形で指導する役割を持っています。

指導者としてのプリセプターは、看護実践における計画・介入・評価にわたってプリセプティに助言を与え、また、プリセプティの持っている知識や技術を実践場面で適用できるような機会を提供します。その際に、一貫していなければならないのは、それらを一方的に提供するのではなく、プリセプティと分かち合うという考え方です。

### ファシリテーター

プリセプターは、プリセプティが自ら成長するのを促進（ファシリテート）する役割を持っています。ファシリテーターとしてのプリセプターは、指導の際には命令的でなく協同します。また、プリセプティの利益になれば、周囲の人（同僚・上司・他職種）の支援を積極的に取り入れ、指導に対する建設的な意見交換をします。

つまり、プリセプティが自分の学習に責任を持つように、自主的に意思決定し、目標をつくるように促すことが重要になります。

表2　プリセプターに期待される役割

| ・ロールモデル | ・指導者 | ・ファシリテーター |
| --- | --- | --- |
| ・ガイド | ・評価者 | ・擁護者 |

## ガイド

　プリセプターは，プリセプティがこれから経験することをさまざまな側面から案内（ガイド）する役割を持っています。現場での問題解決や意思決定の方法，あるいはそのためのコツや自分なりの工夫などを示したり，学習経験を追加するような機会を広げていくことを勧めたりします。

## 評価者

　プリセプターは，プリセプティの自己評価を促し，評価を通して得られるものを具体的に示していく，評価者としての役割を持っています。採点者ではないことに注意してください。

## 擁護者

　プリセプターは，最も身近でプリセプティを擁護することが大切な役割になります。まずは，一貫してプリセプティに対する支援的な態度を示すことが必要です。さらに，常にプリセプティがおかれている状況に注意を払って，プリセプティに対して危害を及ぼすものを未然に防ぎ，積極的に守ります。

# プリセプターのサポート行動に
# 焦点を絞った関わり方

　プリセプティに対して，何を指導するか，何を学ばせるかは状況によってさまざまですが，プリセプティを指導する側が，時期的な特徴をふまえて，「これだけは常に必要」という指導の基礎となる共通項を考えることは可能です。

## 理論に基づく具体的な関わり方

　プリセプティへの学習のサポートは，大きく分けて2つの方向から説明できます。1つは，プリセプターシップにおける「学習サポート」について，現場でどんなアプローチが可能かという実践的な方法を示します。「どう考えるか」と併せて「どう行動するか」「どう表現し伝えるか」について具体的に提示します。これを上記の「学習サポート基本計画」に病棟での年間の時期的な特徴とともに織り込んで，それぞれの時期にどのような行動が必要なのかを示します。

　そして，もう1つは，実践現場で頻繁に出会う場面を事例として提示し，プリセプターが行なうべき行動の背景に，何を見るべきか，どのような情報を得ておくことが必要かなどにも焦点を合わせています。さらに，適切とされる行動がどのような理論的根拠に基づくのかを，教育・学習理論，コミュニケーション学，コーチング理論，社会心理学，マネジメント理論などの多様な視点から描き，具体的な関わり方を提案します。

## プリセプティの個性ではなく
## 時期の特徴を考慮した関わり方

　「プリセプティの個性に応じた，教育的な関わりを病棟の看護メンバー全員が実施する」という表現では，いったい何をどのようにすればいいのか，具体的には理解できていないのが，多くの場合の実態ではないでしょうか？

　ですから，本書ではプリセプターの役割とともに，すべての看護メンバーについても，プリセプティの学習をサポートするために，必ず維持したい態度・具体的行動をポイントとなる時期ごとにまとめます。

　あくまでも，中心になるのはプリセプターの役割ですが，それが明確に示されるからこそ，他の看護メンバーはどのような行動をするべきなのかも見えてくるはずです。

## 立場に応じたサポート行動

　また、プリセプティの学習サポートに不可欠なのは、プリセプティに接するすべての看護メンバーの態度です。ですから、本書ではプリセプターの役割とともに、すべての看護メンバーが必ず維持したい基本的態度もそれぞれの時期に必須の具体的行動としてまとめました。プリセプターが他の看護メンバーからの協力を受けるために、「協力してほしいことを具体的に示す」ことで、それぞれの立場に応じたサポート行動を明らかにしています。

　実際のプリセプターシップでは、病棟の看護メンバー1人ひとりが、「どのように行動すべきか」をはっきりと理解していることが重要です。それは「何を教えるか」ということとイコールではありません。そのために、本書では、プリセプター以外の看護メンバーにも共通する、プリセプティの学習のサポートに必要な行動を具体的に提案します。これらを活用することで、プリセプターも活動しやすい環境が少しでも整うことを期待します。

# 本書の活用方法の提案

　プリセプティの学習に対するサポートとしてどんな関わりが必要かという点とその理由を明らかにすることで，実践現場の新人看護師教育において，さまざまなレベルでの活用が可能となるでしょう。

## 学習サポートを具体的にイメージする

　まず，各章の扉に描かれたサークル図を順に眺めてください。

　年間のプリセプターシップは，大まかな流れとして1年間で一巡し，それが螺旋状に繰り返されるという形で進行していきます。この大まかな流れをつかんで，自分が置かれた環境や，後述する指導する側の思考の特徴なども客観的に理解したうえで，ある程度予測的に行動することができると，プリセプターとしての活動に少し余裕が出てくるのではないでしょうか。

　プリセプターを任されると，プリセプティに「何を，いつまでに，どのような指導方法で教えるか」という細かな指導内容を検討する場合も多いと思います。しかし，指導すべき内容が変わっても，基本的な学習サポート計画と，そのポイントは変わりません。これらを1年間という全体の流れで把握することは，プリセプティの一時的な混乱や，周囲の期待やプレッシャーなどを克服する際にも重要となるでしょう。

## そのままできそうな行動から取り入れる

　すべてこの計画通りに行なわなければならない，と難しく考えるのではなく，パラパラとページをめくって，目についたところ，興味をひかれたところなど，関心が持てたところから読み進んでください。そして，「これならすぐにできるかもしれない」と，身近に感じられた方法から自分の行動に活用するのも有効です。

　他人の行動を変化させるのは至難の業ですが，自分の行動はちょっとした思いつきで変えることが可能です。だからこそ，そのまま気軽に取り入れて，自分の行動に反映させてみるという気軽な実施をお勧めします。

　まずやってみることで，たくさんの情報があなたの手中に入ってきます。これまでとは少し違うプリセプティへの声かけによって，プリセプティがどんな表情をしたのか，その後の行動や言葉の変化に注目してみましょう。次にあな

たが何をしたらよいのかを考えるヒントがきっと見えてくるはずです。相手の状況や病棟の忙しさなどから，上手くいかないときもあるでしょう。それでも，どんなことをするとプリセプティの表情が明るくなるのかを考えることは，将来のよい変化を生み出すきっかけとなるでしょう。

## そのまま計画をあてはめる

施設ごとの特性や，プリセプティ・プリセプターの個性など，実際のプリセプターシップでは，不確定な条件が数多く生じます。それらをすべて勘案してスケジュールを調整するのは手間がかかるでしょう。まずは，この計画に沿ってやってみるのも実践的方法です。

本に書いてある通りにやってみる，何かをそのまま真似してみることを「手抜き作業ではないか」と心配する必要はありません。すべての条件を整えて完璧な計画を立ててから行動することが重要な場合もありますが，時間は待ってくれません。ただでさえ多忙な臨床においては，合理的に，計画に費やすエネルギーを最小に，そして，実践した評価と修正に全力を注ぐという方式が有用です。

実際の看護場面でも，介入し，その結果を確実にフィードバックする方式はとても合理的だといえるでしょう。

## 計画を参考にしてバージョンアップさせる

ゴールまでの進み方はプリセプティ1人ひとりまったく異なることを確認し，教育計画を進めるペース，細かい学習内容などを個別に計画し実践する場合にも，この計画はもちろん活用可能です。すでにある新人看護師の教育計画の中に，考え方や具体的な方法などを反映させたり，展開していくという方法も有効でしょう。

[参考文献]
1) Eオリヴィア・ベヴィス，ジーン・ワトソン（著），安酸史子（監訳）：ケアリングカリキュラム──看護教育の新しいパラダイム．医学書院，1999．
2) 日本看護協会：看護者の倫理綱領．2003．(http://www.nurse.or.jp/senmon/rinri/rinri.html)

## Column 知識を創造する

### ナレッジマネジメントという考え方

　本書は「プリセプティの学習を支援する」という活動の必要性や有効性を考えるうえで，ナレッジマネジメント（知識経営）という考え方を基本としました。ITや多くの領域で注目されているこの概念について少し触れておきましょう。

　ナレッジマネジメント（knowledge management；KM）は，野中郁次郎氏と竹内弘高氏による『The Knowledge-Creating Company』（オックスフォード大学出版，1995年。邦訳『知識創造企業』）を契機として一気に注目されました。これは，知識の"処理"でなく知識を"創造"することの重要性を企業活動から明らかにしたもので，現在のナレッジマネジメントの出発点になっています。ナレッジマネジメントそのものを定義することは難しく，社会活動をとらえる枠組みという理解が重要になりますが，簡単に言うと「既存の知識を共有・活用によって新たな知識を創造・実践し，それによって得られる経験から，さらに新たな知識を創造するプロセス」です。

　ナレッジマネジメントは，「知識」を「個人の信念を真理に向かって正当化するダイナミックなプロセス」ととらえ，暗黙知と形式知が一体となって織りなすものという考えのもとに構成されます。知識創造プロセスは，共同化・表出化・連結化・内面化を発展的に繰り返し「SECI（セキ）モデル」と呼ばれています。看護の知は経験的な暗黙知が主体となっている場合が多いことから，このモデルに注目したアプローチも報告されています。

　この考え方に基づいて看護実践現場のOJTにおける学習支援を見直すと，プリセプティに対する学習支援とは，私たちがすでに持っている看護の知をプリセプティと共有し，分かち合うという行動を通して，発展・深化させて，新たな知識を創造するプロセスだと理解することができます。

　本書では，この看護の知のマネジメントという考え方で，"頭で考える"から"実際に行動する"ために，4つのナレッジマネジメント実践のための構成概念を活用しました。

・ビジョンを提示・共有・実践する＜リーダーシップ＞
・知の共有・創造を促進する＜知識資産の活用＞
・知識を活性化する「場」をデザインする＜「場」の設定＞
・＜モチベーションを高める＞

　これにより，「プリセプティの学習を支援するために何をするべきか？」という問いに明確な方向性を見出すことができたのです。

**もっと詳しくナレッジマネジメントを学びたい人には……**

▶『知識国家論序説　新たな政策過程のパラダイム』（野中郁次郎，泉田裕彦，永田晃也　編著，東洋経済新報社，2003年）
▶『知識創造企業』（野中郁次郎，竹内弘高　著，梅本勝博　訳，東洋経済新報社，1996年）
▶『ワーキング・ナレッジ―「知」を活かす経営』（ダベンポート，プルサック　著，梅本勝博　訳，生産性出版，2000年）
▶『知識経営のすすめ―ナレッジマネジメントとその時代』（野中郁次郎，紺野登　著，ちくま新書，1999年）
▶『図解　わかる！　ナレッジマネジメント』（高梨智弘　著，ダイヤモンド社，2000年）

# 2月・3月
# 新しいプリセプティを迎えるための準備をする時期

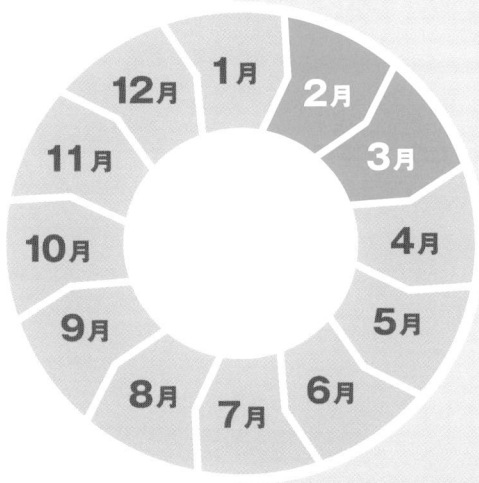

### 2月・3月のプリセプティの学習に対するサポートの基本計画

#### この時期の問題・課題・ポイント
- 新採用予定者をどのように迎えるかを検討し，受け入れ体制整備とともにアクションを起こすことが有効な時期

#### この時期プリセプターに必要な学習サポート活動
- 新たな年度のプリセプティへの学習サポート活動の開始
  ▶ 親近感による不安の軽減
  ▶ 効率的な予備学習の提案
  ▶ ポジティブメッセージを送る

#### キーワード
- 親近感
- ポジティブメッセージ
- 承認

# 新採用予定者への学習サポート活動の開始

## 受け入れ体制の準備とともに不可欠な就職前からのアプローチ

　2月から3月にかけての年度末は，看護職員の退職などによって人員配置が厳しくなるという施設が大多数です。また，年間で実施してきたさまざまな活動の評価やまとめを行なう時期でもあり，直接の看護業務以外の仕事も増え，多くの施設が多忙をきわめます。その中で，教育担当者は次年度の新人職員受け入れ体制を懸命に整えるというのが，一般的なパターンです。誰がプリセプターになるのか，就職時オリエンテーションはどのように進めるのか，日程は，担当者は，など，決めることは山のようにあります。しかし，いくら多忙とはいえ，この時期を内部の体制整備だけで過ごしてしまっては，あまりにもったいないのではないでしょうか。

　新人を迎える日として4月1日に開始するオリエンテーションを前提に考えることが多いと思います。しかし，2月，3月のもっと早い時期から，まだ見ぬ新採用予定者に向けて，学習サポートをスタートさせることが有効なのです。

　この時期，4月に就職を控えた学生たちは，新たな職場に対する不安や期待など，さまざまな思いを胸に学生生活を送っています。卒業試験や国家試験の受験準備など忙しい中でも，学生生活の最後を飾る充実した毎日を送っているでしょう。そんな時期に，これから過ごす新しい職場によいイメージを抱けるような温かいメッセージを送る。これがプリセプティへの最初の学習サポート活動になります。

## ポジティブなメッセージの発信

　北米のプリセプターシップの実践ガイドブックには，プリセプターシップにおいて看護管理者が行なう最初の仕事として，次年度に採用される新人看護師へのメッセージカードや手紙を作成するという記載があります。他にも卒業を祝うカードや花束などを送ることが，看護のトップマネジャーの役割として紹介されています。いずれも私たちの実践現場でもそれほど実現困難なことではなさそうです。これらの行動が，わざわざ推奨されているのはなぜなのでしょうか。

それは，未来の仲間となるプリセプティにポジティブなメッセージを送り親近感を得るためです。長い文書はなかなか準備が大変で，という場合は，メッセージカードで十分です。そこに書くことは，たった1つだけでよいのです。「私たちはあなたと一緒に働けることを楽しみにしています」と。

　想像してみてください。多くの要因によって，現在の基礎教育の実習では，学生と患者との関わりは非常に限定されています。おそらく，4月から要求されるだろう莫大な知識をほとんど知らず，来る日も来る日も先輩に教えてもらわなければ，何もできない状況が続くのです。どんな先輩が指導してくれるのだろう，やさしい人だろうか，バリバリ仕事をこなしている人だろうなあ，自分は要領が悪いほうだから呆れられたらどうしよう……。未来のプリセプティは，そんな期待と不安でいっぱいに違いありません。

　そんなとき，突然思いもかけなかったメッセージが届きます。そこには新しく自分の職場となる施設の管理者や先輩から，「あなたを待っている」と書かれています。自分を新人看護師の身に置き換えてみれば，このちょっとしたカードがどれだけ大きな意味を持つのかが理解できるでしょう。私も働くなら，自分を待ってくれている職場で働きたいと心からそう思います。

　これから自分の職場となる部署からポジティブなメッセージが届くことによって，未来のプリセプティは，なんらかの親しみを私たちに感じてくれるに違いありません。「未知の環境」「見知らぬ人間関係」という不安が，「自分を待ってくれている人たち」という安心感へと変わっていく瞬間です。

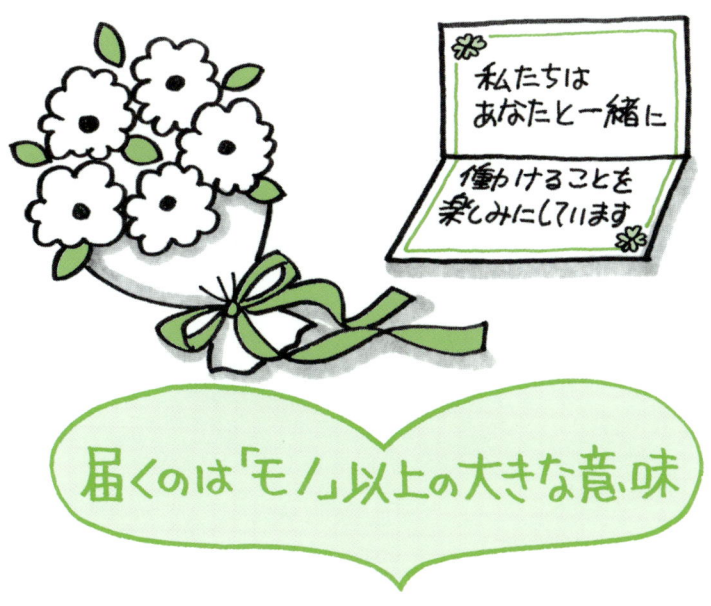

届くのは「モノ」以上の大きな意味

## 効率的な予備学習の提案

　私たちの送るメッセージに対して，プリセプティがどのように反応を返してくれるのかも大切な情報となります。すぐに手紙やメールでお礼とたくさんの質問を返してくる人もいれば，何の連絡もない人もいるかもしれません。それらの情報は，未来のプリセプティたちの個性を知るうえでの重要な手がかりにもなります。

　手紙やメールのやりとりをする過程で，勤務の際に役立つ実践的な参考図書を紹介したり，実際に使用している資料を事前に新採用者の手元に届けたりすることも可能です。また，未来のプリセプティが気になっていることや，ちょっとした疑問などにも答え，アドバイスすることもできるでしょう。すべてにおいて新しい環境に適応しなければならない4月以降と比べて，精神的な余裕はあるでしょうから，いろいろなことを考える時間もとれるはずです。2月，3月の早い時期に，未来のプリセプティに効率的な学習の機会を提供することも可能です。

　これらの能動的な関わりによって醸し出されてくる親近感は，新人たちに未知への不安を乗り越えさせてくれる大きな原動力になります。「まだ見ぬ職場には，メールでいろんな相談にのってくれたあの人がいる」。それだけで，たった1人の心細さではなく，心強さを感じ，頼りに思えることでしょう。その安心感が，4月からのプリセプティの「学んでいこう」という気持ちを育んでいくのです。

# 能動的な働きかけの波及効果

　これらの具体的な働きかけによって，未来のプリセプティは，組織の一員としての自覚を醸成する機会を得ることになります。自分がいよいよ学生とは異なる環境で働くという実感が，4月から一緒に働く職場の先輩や管理職からの「あなたのことを待っていますよ」という前向きのメッセージによって，現実感を伴っていくのです。

　「あなたを待っていますよ」「一緒に働けるのが楽しみです」といった肯定的なメッセージによって，未来のプリセプティは「自分が必要とされている」「期待されている」と実感することができます。人は他人から認められる"承認"によって，健全な自信をもって物事に取り組むことが可能になります（▶23ページ参照）。この承認のメッセージを少しでも早く未来のプリセプティのもとに届けることは，さまざまな側面でとても重要なことと言えるでしょう。

　職場との最初の出会いが，精神的に余裕のある就職前という時期に，「あなたを待っています」というポジティブなメッセージでなされることはとても大切なのです。初期のイメージをよいものにすることは，その後のやる気やストレスの軽減にも影響を与えます。

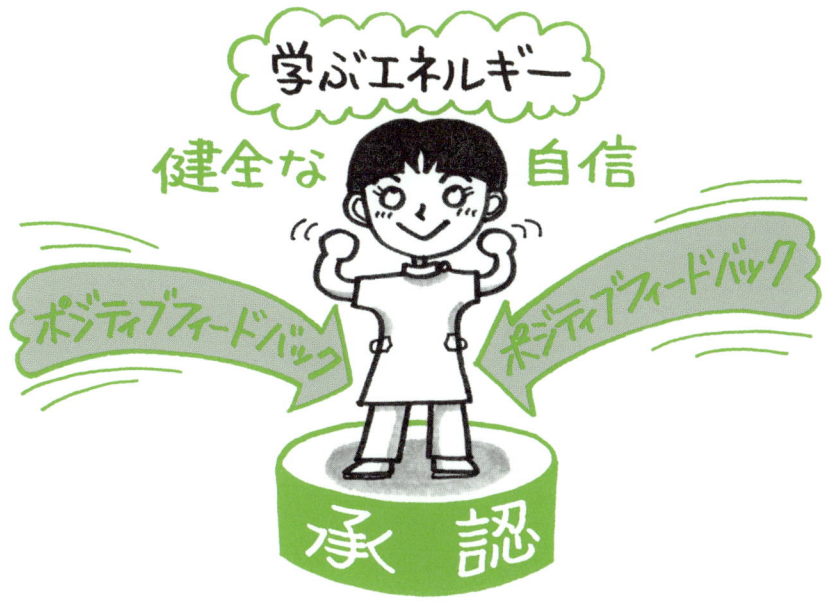

現在，いかにして人材確保を行なうかは，医療機関にとって深刻な課題です。実際に顔を会わせる前から，ポジティブなメッセージで親近感を高めるという発想は，中途採用者やともに働く他の専門職に対しても応用できるものです。ポジティブなメッセージを採用予定者の手元に届けることは，組織全体に対するイメージアップにも貢献することでしょう。もちろん，手紙ひとつで信頼関係が築けるほど，現実は簡単ではありません。しかし，重要なことは前例を踏襲して毎年同じようなスケジュールで行なう新人育成から，新しい視点で，より能動的な行動へと自分たちで何かを変えて一歩を進めることなのです。

## Column 承認

### コーチングを受ける人が目的地にたどりつくためのエネルギー

「プリセプティの学習を支援する」ということを実践するためには「ポジティブなメッセージ」がとても重要だということを，本書では繰り返し述べています。それはコーチングにおける承認（アクノリッジメント）という考え方を前提としています。現在，医療・看護に限らず，多くの領域で人材育成に重要な方法として活用されているコーチングについて，承認に焦点を合わせて概説しましょう。

コーチングは，もともとスポーツの指導方法から派生した概念です。1980年代後半，米国で対話を通じて自発性を引き出し，目標を達成できるよう動機付けしていくコミュニケーション手法として方法論が確立されました。その後，ビジネスの世界での活用が一般的となり，1990年代には国際的なコーチング協会も組織され世界中に普及しました。現在，日本でも多くの企業がコーチングをマネジャー（管理職）に必要な重要なスキルととらえ導入しています。

コーチングにはさまざまな定義がありますが，「その人が本来持っている可能性や能力を最大限に発揮できるようにサポートすること」ととらえることができます。具体的には，その人の自発的行動を促すために，命令型ではなく質問型のコミュニケーションを用いることが，コーチングの大きな特徴なのです。

その人がコーチングのプロセスの中で見つけた，自分自身のゴールや，こうしたほうがいいという自分なりの方法を進めていくためには，進み続けるための「エネルギー」が必要になります。コーチングでは，このエネルギー供給のことを承認と言います。

承認とは，相手の存在を肯定する・認めることです。自分の存在を認められることで，人は安心し，モチベーションが高まります。これは，マズローの欲求五段階説で自我の欲求として述べられている，認知欲求の充足ということで理解できます。

承認の具体的な行動として，「ほめる」ことがすぐに頭に浮かびますが，それにとどまらず，挨拶する，笑いかけるなど，何気ない日常のやり取りも，そこに「私はあなたの存在を認めていますよ」ということを伝えるという明確な意図があれば，承認する行動と言えます。まさしく，人を目的地に導くためのエネルギーは，日常のさまざまな場面に無限に存在しているのです。

### もっと詳しく承認を学びたい人には……

▶ 『コーチングの思考技術』（DIAMOND ハーバード・ビジネス・レビュー編集部 編訳，ダイヤモンド社，2001年）
▶ 『コーチングのプロが教える「ほめる」技術』（鈴木義幸 著，日本実業出版社，2002年）
▶ 『コーチングから生まれた熱いビジネスチームをつくる4つのタイプ』（鈴木義幸 著，ディスカヴァー・トゥエンティワン，2002年）
▶ 『コーチング・マジック すぐに使えて，魔法のように成果が出る部下指導術！』（平本相武 著，PHP研究所，2005年）

# プリセプターになったら……手にとってほしいお勧めの本

## 看護界の人材育成をめぐる動向・方策

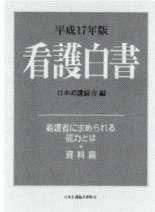

■平成17年版　看護白書

日本看護協会（編）・B5判・288ページ
定価2520円（本体2400円＋税5%）
日本看護協会出版会・2005年
【目次】第1部　看護者に求められる能力とは
（Ⅰ　看護者に求められる能力の基準／Ⅱ　看護師のクリニカルラダー／Ⅲ　看護者の免許更新制度）
第2部　資料編

院内研修・教育へ携わる際に必要な看護教育制度に関する報告書が1冊にまとまった必読書。

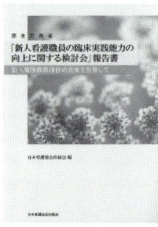

■厚生労働省「新人看護職員の臨床実践能力の向上に関する検討会」報告書─新人看護職員研修の充実を目指して─

日本看護協会出版会（編）・B5判・154ページ
定価1890円（本体1800円＋税5%）
日本看護協会出版会・2005年

新人看護職員を教育するうえで，何を学習項目とする必要があるのか，どこまで到達できればよいのか，どのように組織をつくるのかが示された厚生労働省の報告書とその解説・ポイントつき。

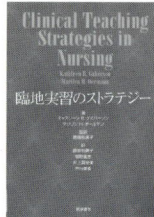

■臨地実習のストラテジー

キャスリーン B. ゲイバーソン／マリリン H. オールマン（著）・勝原裕美子（監訳）・A5判
304ページ・定価2940円（本体2800円＋税5%）
医学書院・2002年
【目次】第1章　看護実践教育の理念／第2章　看護実践教育のアウトカム／第3章　実践学習活動の準備　ほか

臨地教育について，基礎から体系的に示された書籍。看護学生の実習指導のみならず，看護実践教育の基礎的考え方，プリセプターに応用できる指導方法が具体的に示されている。

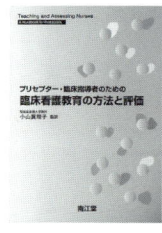

■プリセプター・臨床指導者のための臨床看護教育の方法と評価

Robert Oliver/Colin Endersby（著）・小山眞理子（監訳）・B5判・202ページ
定価2940円（本体2800円＋税5%）
南江堂・2000年

英国におけるプリセプターのためのハンドブック。新人指導を行う立場にある人が実際に教育・トレーニングするうえで基本的にとるべき考え方，おさえておくべき知識や指導のポイントから評価まで，多岐にわたる項目が整理されている。

## 他の領域から学ぶ

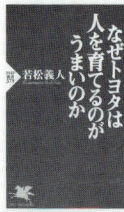

■なぜトヨタは人を育てるのがうまいのか

若松義人（著）・新書判・206ページ
定価735円（本体700円＋税5%）
PHP研究所・2005年
【目次】第1章　平伏させず心服させる──人づくりは信頼改善である／第2章　人と環境を同時に育てる──人づくりはシステム改善である　ほか

プリセプターシップに行き詰ったとき，自分の役割が見えなくなってきたときに，さらっと読む本。他業種の人育て・自分育ての視点から，肩の荷が少し軽くなる。

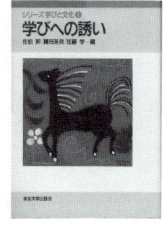

■学びと文化1　学びへの誘い

佐伯胖／藤田英典／佐藤学（編）・四六判
264ページ・定価2100円（本体2000円＋税5%）
東京大学出版会・1995年
【目次】第1章　文化的実践への参加としての学習／第2章　学ぶの対話的実践へ　ほか

文化の継承と創造という文化的実践に参加する手段としての「学び」を根底から明らかにし，教育を問い直す良書。看護教育について，心理学，教育社会学，教育学の側面からさらに深く学びたい上級者向け。

## きょうから役立つ技術

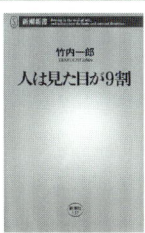

### ■人は見た目が9割

竹内一郎（著）・新書判・191ページ
定価714円（本体680円＋税5%）
新潮社・2005年
【目次】第1話　人は見た目で判断する／第2話　仕草の法則　ほか

本書が「見た目」と表現する非言語的コミュニケーションの重要性や勘どころについて，読んですぐ参考にできる本。ともすれば「内容さえ正しければ，どう伝えようが問題ない」と生真面目に考えすぎてしまう傾向がある人に読んでみてほしい。

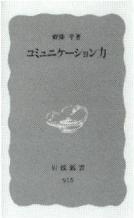

### ■コミュニケーション力

齋藤孝（著）・新書判・205ページ
定価735円（本体700円＋税5%）
岩波書店・2004年
【目次】第1章　コミュニケーション力とは——文脈力という基本／第2章　コミュニケーションの基盤——響く身体，温かい身体／第3章　コミュニケーションの技法——沿いつつずらす

コミュニケーションを円滑にする4つの原則（眼を見る・微笑む・うなずく・相づちを打つ）が示されており，生き生きとしたコミュニケーションについて具体的に考えられる。

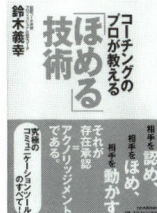

### ■コーチングのプロが教える「ほめる」技術

鈴木義幸（著）・四六判・184ページ
定価1365円（本体1300円＋税5%）
日本実業出版社・2002年
【目次】1章　人を動かすアクノリッジメント／2章　認めること，ほめること　ほか

「ほめる」ことが承認であること，モチベーションにつながることを，なじみやすい表現でわかりやすく示している。「ほめる」のはどうにも苦手という人に，お勧めの1冊。

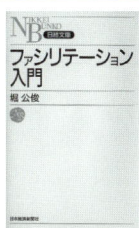

### ■ファシリテーション入門

堀公俊（著）・新書判・200ページ
定価872円（本体830円＋税5%）
日本経済新聞社・2004年

場のデザイン，対人関係や論理的構造化，合意形成の「問題の解決を導く具体的な技術」であるファシリテーション。たとえば，主張を伝えるいろいろな「方法」を知っていると，相手に対する余裕もできる。本書はプリセプティはもちろん，周囲の看護メンバーの力をも引き出す方法として有用な実践的なアイデアにあふれている。

## たまには視点を変えて

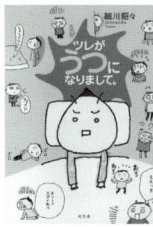

### ■ツレがうつになりまして。

細川貂々（著）・A5判・127ページ
定価1155円（本体＋税5%）
幻冬舎・2006年

うつ病の夫が妻である著者とともに，生活の中で回復していく姿を描いた本。いつも元気で明るいプリセプティや同僚，上司が目に見えて元気がなくなったとき，あなた自身が眠れないとき，夜中にシャボン玉を吹きたくなったとき，いつもおいしいビールの味がしないときに，ベッドに寝そべってながめる本。

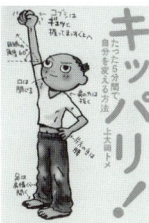

### ■キッパリ！
### たった5分間で自分を変える方法

上大岡トメ（著）・B6判・173ページ
定価1260円（本体1200円＋税5%）
幻冬舎・2004年
身のまわりから，変えてみる！／頭の中から，変えてみる！／気持ちから，変えてみる！／カラダから，外見から，変えてみる！　ほか

行動のきっかけはとても大切だが，それは自分で作れること，行動することでいろいろな変化が起きてくるという実感を味わえる。プリセプターの役割に疲れているときの気分転換に読んでみたい。

# 4月
# プリセプターシップの土台をつくる時期

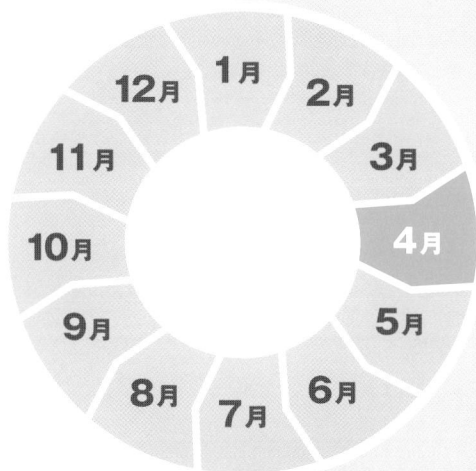

### 4月のプリセプティの学習に対するサポートの基本計画

**この時期の問題・課題・ポイント**

- 何を教えるかという前に，基本的信頼関係を築くことが重要

**この時期プリセプターに必要な学習サポート活動**

- 学習サポート活動としての基本的態度を確実に実践する。
  - ▶ポジティブな雰囲気
  - ▶基本的な承認・傾聴の態度
    - ・気持ちのこもった挨拶をする
    - ・気持ちを聴く(＝話をさせる)
    - ・考えを聴く(＝話をさせる)

**キーワード**

- 擁護者
- 基本的信頼関係

**4月** プリセプターシップの土台をつくる時期

# 基本的信頼関係の構築が
# この時期の最重要課題

### 緊張感ではなく
### 安心感や楽しい雰囲気が必要な理由

　4月，いよいよ新人看護師を迎えた各部門は，一気にフレッシュな緊張感に満ち，新年度スタート時期特有の空気に包まれます。この時期は，多くの施設が新人職員受け入れ態勢を整え，全体オリエンテーションや個別技術研修など，さまざまなプログラムに取り組んでいるでしょう。

　この時期に最も大切なのは，出会いから始まる基本的な信頼関係をプリセプティとの間につくることです。これには，自分は他人から存在を認めてもらっているという実感と，楽しい雰囲気が欠かせません。この時期に形成された印象や漠然と抱いたイメージは，かなり長い間にわたり，プリセプティに大きな影響を及ぼします。

　「看護という仕事は，命に関わる重要な仕事なのだから，常に緊張感を持って行動することが重要だ」だから「入職時から，専門職としての厳しさを新人にわかってもらう必要がある」という考え方はとても一般的です。ところが，実際の現場では，高すぎる緊張によって引き起こされる弊害のほうがずっと大きい場合があるのです。このことを，学習サポートを行なう側は十分に認識しておかねばなりません。過度の緊張を防ぎ，適度にリラックスした雰囲気をつくるためには，笑顔で話しかけてくれる先輩や，自分の話を集中して聴いてくれる上司，「私はここに居てもいいんだ」と肯定できる安心感などが必要です。

　プリセプティの不安を軽減し精神的緊張を和らげるという，現在進行形での関わりも重要ですが，それに加えて，これから先の長期的な学習効果を考えると，この時期に「自分は大切にされている」という印象を形成し，プリセプティの自分自身を信じる力を強化することが，次の段階へのステップアップのためには，とても大切になるのです。

### ガイドとしてのプリセプター

　この時期には"ガイド"としてのプリセプターの役割もとても重要になります（▶11ページ参照）。

　さまざまなオリエンテーションによる膨大な情報の集中的な詰め込みは，プ

リセプティを混乱させるのにはおそらく十分すぎるほどでしょう。プリセプターは，これからプリセプティがどんなスケジュールで，どのような体験をするのか，できる限り感覚的な表現を含めて説明することが重要です。

　また，現場での問題解決や意思決定の方法，あるいはそのためのコツや自分なりの工夫などをどんどん示しましょう。たとえば，「今はすべて覚えたり，詳しく理解することは必要ない。どこにその資料が置いてあるかがわかるようになっていれば大丈夫！」などの実践的なアドバイスが効果を発揮します。

　ここで生きてくるのが，「一緒に働ける日を楽しみにしています」「待っています」と送ったメッセージや，参考図書の案内などのアドバイスです。このようなプリセプティの学習サポートとして展開した入職前の働きかけがあったからこそ，プリセプティはプリセプターに早い時期から親近感を抱けるのです。それによって，あなたのガイドの役割としてのアドバイスは，それだけ有効な助言として受け容れられやすいでしょう。早い時期に学習支援を行なうことの重要性も，この時期に改めて実感できます（▶ 20 ページ参照）。

## 擁護者としてのプリセプターをわかりやすく示す

　この時期のプリセプティには，新しく身につけなければならない情報が一気に提供されます。プリセプティにとっては，慣れない環境で，目にすること体験することすべてが，知っておかねばならない大切な情報になるのですから，その緊張感や重圧感は計り知れません。

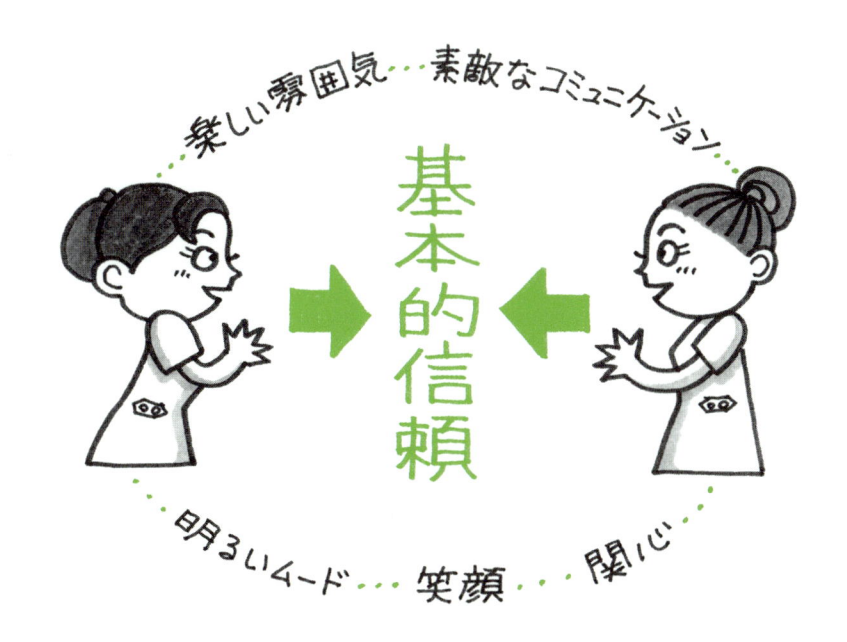

さまざまな形でオリエンテーションが次から次へと行なわれ，業務の手順や物品の定位置，記録の方法やコンピューターの入力様式などの決まりごとが説明されるわけですから，さらにプリセプターから何かを教えようとしても負荷となるばかりです。この時期のプリセプターが特に意識して行なうことは，プリセプティに対する"擁護者"としての態度を明確に示すことでしょう（▶11ページ参照）。

プリセプターには，最も身近でプリセプティを擁護することが大切な役割になります。特に初期に重要なのが，わかりやすい温かい態度です。具体的には，次のような態度を示します。

> - プリセプティとの会話では，視線を合わせてプリセプティに対しての積極的な関心を示す，相づちやうなずきを意識的に用いて話を聴く
> - 何かをしながらではなく，プリセプティとの会話に集中する
> - 会話のときには威圧感を与えないようにしつつ，できるだけそばに寄る

このような，ごくごく基本的な会話の際の意識的な関わりで，プリセプティのプリセプターに対する印象は変わってきます。プリセプティに信頼してもらえる関係を構築するためには，プリセプターが積極的な関心を持っていることをわかりやすくプリセプティに伝えることから始めます。

"愛のムチ"や"馴れ合いにならないための厳しい態度"などを意識していては，プリセプティに擁護者としてのプリセプターの役割を意識してもらえないでしょう。「この人は自分の味方だ」とプリセプティが思えなければ，たとえそれが役割として決まっていても，プリセプティの擁護者にはなれないのです。擁護者がいなければ，これからの1年間，周囲からの期待や役割の変化などのステップアップが求められる時期に，プリセプティは「仕事のできない私はここには必要ない」という自信喪失を生じやすくなるおそれも出てきます。

初めての社会生活，多様で整理しきれないオリエンテーションの情報，これまでに経験したことがないほどの緊張感のなかにいるプリセプティに，「看護のやりがい」や「専門職，プロとしての看護職のあり方」を求めてもそれは難しいことは，もうおわかりのことでしょう。プリセプターとプリセプティでは見えているものがまったく異なるのも当然ですから，見えないものにこだわって，責めても仕方ありません。だからこそ，戦略として，まずはプリセプティに寄り添い，プリセプティが「ここにいてよいのだ」と思えるようにしたいですね。

# プリセプターシップに関わる
# メンバー全員が適切な態度で臨む

　無自覚な"愛のムチ"は，基本の学習サポート行動を阻害する大きな脅威です。たった1人の無自覚な行動によって深刻な影響が生じてしまうという点からも，後述するように看護メンバー1人ひとりの関わりが極めて重要になるのです。

　特に悪気がないけれど，結果的に学習サポート行動を阻害しているというケースは，残念ですが，すべての時期のプリセプティへの関わりに見受けられるものです。典型的な事例を示しましょう。

### 事例　無自覚な"愛のムチ"の脅威

　臨床看護経験3年目の千葉さんは，4月から新人看護師加藤さんのプリセプターとなりました。プリセプターの千葉さんのサポート役を任されたのは，今年臨床5年目看護師の橋田さんです。

千葉●橋田さん，ちょっといいですか？

橋田●千葉さん，どうかしたの？　思いつめた顔をして。

千葉●私，もう，プリセプターとしてやっていくのは無理です。

橋田●いったい何があったの？　加藤さんと何かうまくいかないことでも……

千葉●加藤さんの問題ではありません。問題がないどころか，加藤さんは本当によくがんばっていますし，ぐんと成長した彼女はすごいと感心することが多いくらいです。

橋田●そうね，私も感心することもたくさんあるもの。千葉さん。落ち着いて，千葉さんが感じていることをもう少し詳しく説明してもらえない？

千葉●すみません，少し興奮してしまって……，あの，加藤さんには何の問題もないと思います。それよりも，たまにしか加藤さんと関わらないのに，一方的に加藤さんのできていないところばかりを指摘したり，『自分で考えるべきだ』っていうのを理由にして，簡単な情報を教えないというような行動をとったりする一部の先輩の態度が問題なんです！

橋田●そうなんだ。千葉さんがそこまで言うにはいろいろなことがあったん

だよね。どんなことがあったのか具体的に教えてくれないかな？

**千葉**●昨日は私が勤務していなかったので，加藤さんが○○さんへの退院指導の3日目を担当したんです。その後，同じチームの山田さんに内容の確認も含めて状況を報告したら，『そういうことを何で報告されなきゃならないのか？』『自分のケアに自分で責任を持つという態度に欠ける』ということを言われたようでした。加藤さんは，自分でいろいろと工夫して退院指導の準備もしていたし，実際に自分のやったことが良かったのかも確認したかったのに，一気に自信も失って，とても傷ついています。

**橋田**●山田さんね……彼女も自分なりの価値観がはっきりとしているからね。悪気はないと思うんだけど……

**千葉**●そうかもしれませんけど……今日出勤したら，山田さんから，『加藤さんが簡単な退院指導もできないのは問題じゃないか』って言われました。『他の人に確認してもらうという態度でなく，もっと自分でやる気をもってやってもらわないと困る。こんなに成長していないと他の人に迷惑だ』とも言われました。でも，簡単な指導って何ですか？　先輩に確認してもらう姿勢は重要じゃないんでしょうか？　どれだけ加藤さんが時間かけて準備したのかも知らないで，加藤さんの考えを知ろうともしないで，自分の考え方だけを一方的に押し付けるのはあんまりじゃないですか？

**橋田**●確かに山田さんはもっと違う行動がとれたんじゃないかと思うし，千葉さんの納得できない気持ちもとてもよくわかるわ。

**千葉**●指導に関しては，人によっていろいろな考え方があるというのはわかります。でも，こんなことを言われるなんてガッカリです。この病棟でプリセプターをやっていく気がなくなります。プリセプティの成長を一所懸命に考えて関わってくれる橋田さんや他の先輩がいるのに，まったく逆のことをする人がいると，せっかくの指導は台無しになってしまうじゃないですか！

**橋田**●千葉さん……。私，この件は山田さんだけじゃなく病棟全体のことだと感じる。プリセプターシップに病棟メンバーがどう関わるかっていうことをきちんと考えてもらうために，ものすごく大切なことなんじゃないかと思う。私ね，正直言うと自分がいい指導ができていれば，他の人はどうだっていいやって思うこともあったのね。でも今，千葉さんの話を聞いて，それじゃダメだってことがちゃんと理解できた。

**千葉**●橋田さん……

橋田●千葉さんは加藤さんのフォローお願いね。私も彼女に声をかけていくように気をつけるから。病棟メンバーの関わりについては，師長さんも巻き込んで病棟全体でどう取り組むかを改めて考えることにします。だから，もうちょっと時間をくれるかな？
それにしても千葉さん。本当に立派なプリセプターだよね。
千葉●えーっ恥ずかしいです。すごく興奮してしまって，なんだか夢中で頭の中のことをワーッと話しただけです。でも，思い切って相談してよかったです。ありがとうございます。
橋田●私のほうこそ……千葉さんからもらった宿題をきちんと解決できるようにがんばるからね。

　プリセプターやサポート役に任命されていない人は，プリセプティに対して具体的にどんな行動をするべきかを学ぶ機会がないために，各自が指導・教育的だと考える行動のばらつきが大きいことが問題だと思いました。
　ただ，先輩の言動が不適切だなどとは，なかなか面と向かって言いにくいものです。そこで，看護師長へ相談したところ，病棟全体で統一すべき教育的な関わりについて，具体的な態度として徹底してもらえることになりました。

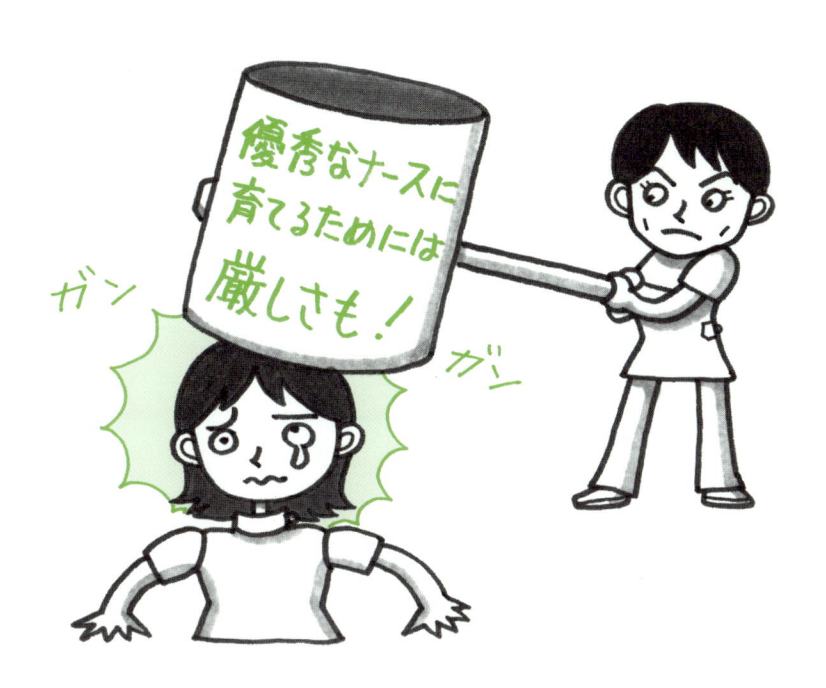

## "承認"が鉄則

　基本的信頼関係の構築のためには，プリセプターだけではなく部署の看護メンバー全員の態度を統一することが非常に重要になります。たった1人のメンバーが「甘やかしては本人のためにならない」という思いから，厳しい態度でプリセプティに接しただけでも，この時期のプリセプティには，存在の否定という印象しか与えないでしょう。

「そんなに，怒っているつもりはない」
「厳しくしないと本人のためにならない」
「関係ない」

　このような言葉で，プリセプティが「サポートされている」と感じられる行動をとらない看護メンバーがいます。この事例でプリセプターの千葉看護師が訴えているような出来事は典型的だと言っていいでしょう。どれもがプリセプターシップにおいて，プリセプティやプリセプターに対する不適切な態度です。

　「やさしく接してばかりいたら本人によくない。時には厳しくしなければ成長しない」という考え方の最も大きな問題点は，「どんな目標に対して？」という指導の目指すゴールのことを抜きにして，曖昧な態度に関して"厳しく"とか"甘く"という思考に陥っていることにあります。そのため，期待される結果として何を目指すのかという具体的なゴールに向けての指導でなく，個人の主観だけに左右される状況が簡単に生じてしまうのです。

　プリセプティが自ら学び，新しい思考や行動を身につけていくためには，自分自身に対する「これで大丈夫」「今のでかまわないんだ」というささやかな自信を積み重ねていく関わりが重要です。この自信こそが，プリセプティが自らを認めて，目の前に立ちはだかる問題や課題に対して立ち向かう力となるのです。先輩から存在を認められない看護師は，何を頼りにしてそこから成長しろというのでしょうか。すべての看護メンバーが，プリセプティへの承認を常に行なうことが大切になってきます。部署全体としての学習サポートのためには，お互いが承認し合うことが重要なのです。

## 不適切な行動の変容を迫るのではなく適切な行動を依頼する

　部署全体で考える承認とは，どのような態度をとることなのでしょうか？
まず，プリセプターだけではなく，すべての看護メンバーがプリセプティの学習を支えなければならないこと，その責務を担っていることをはっきりと認識してもらう必要があります。そのうえで，すべての看護メンバーが不適切な態

度を排除し，適切な行動へと変えるためには，自分の行動のどれが適切な行動で，不適切な行動が何なのかを知ることが重要になるのです。周辺スタッフにしてみれば，具体的な要請がなければ，各自の判断で「ふさわしい」と思う態度をバラバラにとるのも当然です。

　そこで，プリセプターは部署の看護メンバーに，具体的に「……という態度で接してほしい」という明確な依頼を，看護管理者や公式の指導マニュアルなどを通して徹底して伝えておくことが有効です。具体的には，プリセプティにポジティブな印象を与えるよう，「プリセプティと視線が合ったら微笑む」「プリセプティに対して体全体を向けて視線を合わせて挨拶する」など，単純な提案を学習サポートの計画に盛り込むのも1つの方法です。

　ポイントは，「指導についての考え方を変えてほしい」と要求するのではなく，「具体的にこのように行動してほしい」という依頼を，看護メンバーの果たすべき役割として看護管理者に周知徹底してもらうということです。

　プリセプティに対する指導がどんな方法であろうと，まず真摯に受け止め，承認し，その人の考え方に敬意を表してから，プリセプティの学習目標に向かって改善してほしい点を具体的に伝えるという技を使えば，看護メンバーの協力と行動の変容を引き出すことが可能になるのではないでしょうか。

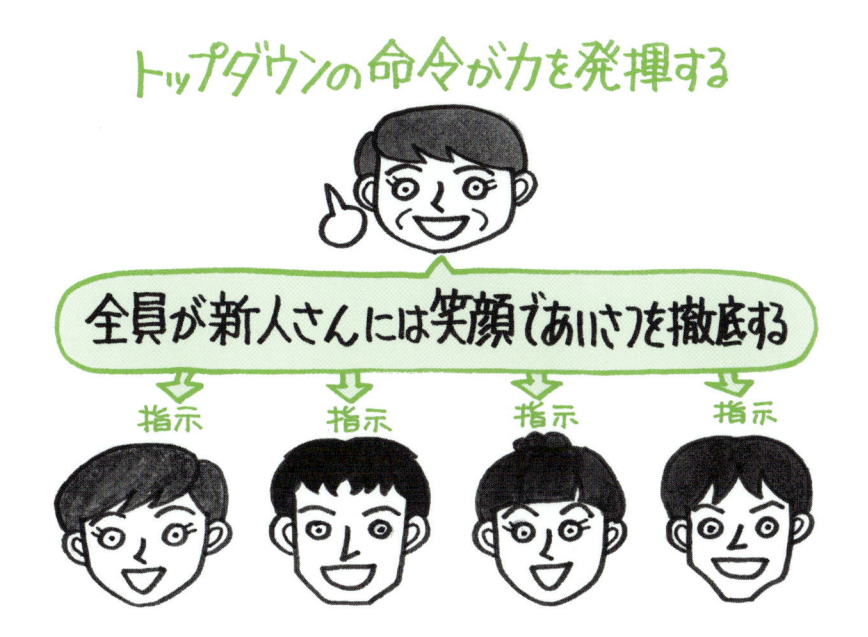

**トップダウンの命令が力を発揮する**

全員が新人さんには笑顔であいさつを徹底する

指示　指示　指示　指示

## 擁護者としての立場をアピールし協力を依頼する

　また，日常の病棟業務の中でも，さまざまな機会をとらえて，プリセプターはプリセプティの擁護者役割であることを看護メンバー全体に宣伝しましょう。それと同時に，看護管理者からも，プリセプターの役割として，全面的にプリセプティの立場を守るという行動をとる役割にあることを部署全体に説明することも効果的です。それによって，プリセプターは管理職の承認を取り付けたことがスタッフ全員に明らかになるからです。

　だからといって，プリセプターは「自分だけがプリセプティを守る」と囲ってしまうということではありません。プリセプティの利益になることであれば，自分以外の人の支援を積極的に取り入れることが，自分を追い詰めないためにも，指導内容の質を確保するにも重要です。また，「私はプリセプティが自立に向かって成長することを支援するために，どんなことがあってもプリセプティを守ります」と周囲に宣言することにより，新人看護師の緊張度はかなり軽減されることは言うまでもなく，周囲も「どうやったらプリセプターがプリセプティを擁護しやすくなるか？」と考える雰囲気をつくっていくことにもつながります。

　このような宣言の場と，考える場を設定するのは，プリセプターのサポート役である先輩看護師や，看護管理者にお願いするのが効果的でしょう。また，このような場をつくるだけでなく，看護メンバーには，プリセプターへの指導協力を個別に依頼して頼ることも効果的です。

　ただ単に，「厳しく指導することも大切」や「失敗から学ぶことは多い」など，個人が体験してきた教育の経験だけで，病棟全体がバラバラな価値観で行動することは，プリセプティもプリセプターも混乱させるだけになり，ひいては大切な人材を活かしきれず，いつまでたっても人が育たない多忙な病棟になってしまいます。プリセプティが自ら学習することを真剣に支援することは，病棟の生産性を強化し，私たちがやりたい看護を提供するために一歩近づくことになるのです。

# 情報交換から
# 解決の糸口が見つかる

### 気持ちを聴く・考えを聴く

　現場において指導者が情報を得る場合,「報告」という形をとることが最も多いと思います。しかし,「報告」として現状説明や経過や結果を述べることにとどまり,何が問題なのか,何に注目すべきなのかが,報告する側にも,その報告を受ける側にもすぐには整理できないことが案外多いのではないでしょうか。そんなときに重要なヒントとなるのが,その状況の中で感じた疑問や違和感・悩みといった個人の感情に注目する方法です。つまり,報告者に疑問やとまどいを率直に語ってもらうことから,解決の糸口を見つける可能性が開かれるというわけです。

　報告者が感じた違和感を否定したり,簡単に対応策を提示したりするのでなく,まず「あなたの感じたことを教えてほしい」という態度を明確に示すことが重要です。また,そのときに「あなたの都合がよければ……」と相手に選択権を委ねる問いかけをすることで,いっそう相手を尊重している印象を与えることができます。

　何気ない言動や,質問に対するちょっとしたフィードバックも,「状況の報告だけでなく,あなたの考えたことも聞かせてほしい」「選択権はあなたにある。それだけあなたが重要」「あなたができていることはちゃんとある。私はそれを知っているからね」などのメッセージを意図的に伝えることで,有効なコミュニケーションを深めていくことが可能になります。

### 効果的にミニミーティングを開く

　また,定期的にオープンな意見交換ができるミニミーティングも効果的でしょう。しかし,看護メンバーはプリセプティの学習支援について発言する公式な場が与えられていないことが多く,そのため「プリセプティの支援は,自分の役割ではない」「意見はあるけれど,どこまで発言してもよいのだろうか」という考えや不安に陥りがちです。かといって,私的な会話での愚痴や批判だけで終わってしまっていては,何の解決にもつながりません。

　だからこそ,「プリセプティの成長を支援するためのミニミーティング」「どうやったらプリセプティの学習を支援できるか考えるミーティング」といった

具体的にテーマを絞った公式の場を設けるとよいでしょう。病棟としてどのようにして現状をもっとよくしていくのか，看護メンバーとしてできることは何かといったテーマを設定することで，オープンな形で看護メンバーから助言を受けたり，目標の達成に向けたアイデアをもらうなど，未来志向で考えることが可能になります。

　この場合に注意することは，単なる愚痴や無責任や批判だらけのミーティングにならないようにすることです。そこから脱却するためには，ミーティングの目的と時間を決めること，プリセプティの学習テーマを明確にし，現在の問題点と，具体的にメンバーに協力してほしいポイントを整理しておくことです。

　ミーティングの時間内に解決しない問題もあるでしょう。でも，あきらめないでください。ミーティングで話し合ったことによって，メンバーやプリセプターの見方が変わって，その後，いい形で解決することはよくあります。このように，公式の場を設定することから，きっと解決の糸口が見つかるはずです。

## Column 自己概念と自尊感情

### 人は他人を通して自分を見る生き物

　新しい世界に飛び込み，これまでと異なる環境に適応しなければならない状況になった時，人は自分を信じる気持ちを奮い立たせて困難に立ち向かいます。その根幹には「自分が自分をどうとらえるか」という自己概念と自尊感情（セルフ・エスティーム）があります。

　自己や人格については古くから哲学的・倫理的立場からたくさん論じられてきています。ジェームズ（1890）はその数多くの議論を統合して，「物質的自己」「精神的自己」「社会的自己」の3つの総体としての自己を示しました。その中でも本書で特に注目するのは，人が仲間から受けていると思っている評価・評判によって形成される「社会的自己」という側面です。これは，個人にとって中核となる自己という心理さえも他者の影響によって規定されていることを指摘しているのです。

　また，自己概念とは「その人が自分自身に対して持っているさまざまな認識のこと」ととらえることができます。自己概念の中でも，「自己に対する情報の評価であり自己についての感覚」と定義されるのが自尊感情です。自尊感情は，自己に対する「これでいい」とか「好ましい」といった自己評価の感情であり，人は絶えず自尊感情を守ろうとする存在であると言われています。また，自尊感情は所属する社会集団の「重要な他者」から寄せられる尊敬・承認・関心のある態度の影響を大きく受けることが知られています。つまり，私たちは他者から価値づけられているように自分自身を価値づけるのです（サリヴァン・1953，クーパースミス・1967）。

　自分をどんな人間であると考えるかは，このように他者からの影響によって決まるのです。その理由として，人間の本質的な欲求があります。まず第1に，すべての人は「正確に自分自身のことを知りたい」という思いを持っています。したがって，自己評価が本当に妥当なものなのかということを確認するために，いろいろな情報源から評価しようと試みます。一見，他人にまったく関心がないような人も，自分に関心を持てば他人からの情報が重要になるのです。2つ目に，すべての人は「自分自身を肯定的にとらえたい」と思っています。多くの人が，自分はそこそこ価値のある人間で魅力的だと思われたいという気持ちを持っています。他人からの尊敬を必要としているのです。そして最後に，一貫した自己を求める気持ちがあります。「これが自分だ」という実感を一貫して持ち続けていたいというものです。

　自分自身に対する気持ちには絶対に自分で嘘はつけません。その誰にも触れられないように思える人の本当の感情が，実は他人からの影響によって形成されるというのは，人間が社会的な生き物だと言われる特徴を物語っているようです。だからこそ，他者に対してどのようなメッセージを送るのかに心を配りたいものです。

**もっと詳しく自己概念と自尊感情を学びたい人には……**

▶ 『セルフ・エスティームの心理学　自己価値の探求』（遠藤辰雄，井上祥治，蘭千壽ほか　著，ナカニシヤ出版，1992年）

▶ 『対人行動の社会心理学』（高木修　監修，土田昭司　編集，北大路書房，2001年）

# 5月・6月
# すべてが初めての経験という時期

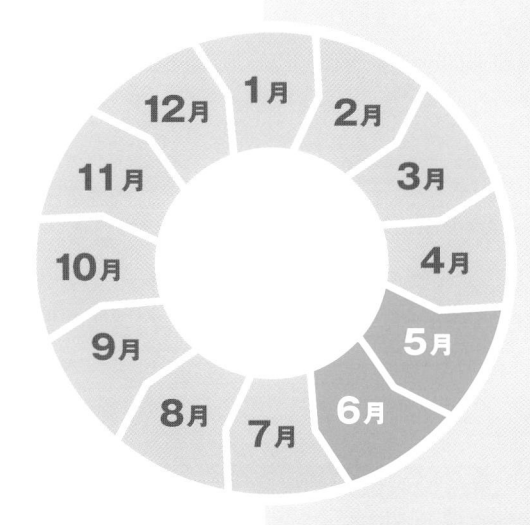

### 5月・6月のプリセプティの学習に対するサポートの基本計画

#### この時期の問題・課題・ポイント

- 具体的に指導する内容が次々に出現し，プリセプティは夜勤も入って生活も変化する時期。
- 初めて経験する内容の指導が圧倒的に多い時期だけに，「何を指導するのか」だけでなく，「どのように学習サポートするのか」という基本をしっかりと実践することが重要。

#### この時期プリセプターに必要な学習サポート活動

- さまざまな指導場面で，学習サポート活動としての基本的態度を確実に実践する。
  - ▶ ポジティブな雰囲気
  - ▶ 基本的な承認・傾聴の態度
    - ・気持ちを聴く（＝話をさせる）
    - ・考えを聴く（＝話をさせる）
    - ・ポジティブフィードバック

#### キーワード

- 指導者
- ファシリテーター
- ポジティブフィードバック

## 5月・6月 すべてが初めての経験という時期

# どんどん進む
# 看護師への変化のなかで

　ゴールデンウィークで一息ついた後，各部署での新人看護師の指導は本格化してきます。4月中のようにオリエンテーションや技術練習など日常業務から切り離した形で知識や技術の習得やトレーニングをする機会が多かった状態から，現場にいながら，業務を行なううえで必要となる技術や能力を修得するための訓練を受けるOJT（on the job training）にその比重が移っていきます。

　看護現場としては，どれだけ配慮して勤務表が作成されたとしてもプリセプターとプリセプティが同じ勤務帯で過ごすほうが少ないぐらい，というのが現実でしょう。そうなると，プリセプティは「プリセプターと二人三脚で学習する」という実感がわかず，いろいろなことを相談する機会も意欲も激減してしまうかもしれません。ですから，一緒にいなくても，「プリセプターにサポートされている」と感じてもらうことが重要です。

　また，この時期のプリセプティは，本格的に夜勤帯の勤務を行なうようになり，看護師ならではの不規則な勤務シフトに変化し，学生時代とは生活が大きく異なってきます。また，"すべてが新しい初めての経験"という状態から，経験も増えて，さまざまな面から配属部署の構成メンバーとして組み込まれて

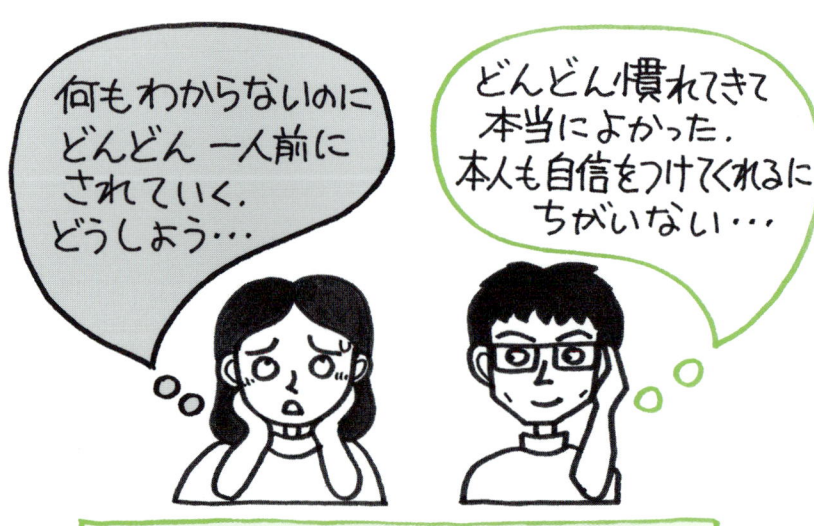

いくという，"組織への適応"という変化を経験するのです。

　このような変化を，「徐々にプリセプティも病棟に慣れてきてくれてよかったわ」と手放しで喜んでいるわけにはいきません。プリセプティが自分自身に対する，小さな自信や安心感をこの時期に積み重ねることができなければ，これらの経験がすべて，"圧倒的な心理的負担感"として，プリセプティを苦しめることにもなります。

　もちろん，これらの環境の変化からくるストレスは，少しの自信や安心感ですっかり解消されてしまうような単純なものではありません。だからこそ，プリセプティがストレスの高い状況でも成長し続けていけるエネルギーとして，"承認"や"ポジティブな雰囲気"が重要であり，そこから自信や安心感を育むことがとても大切なのです。

# この時期の目標：プリセプターの姿をハッキリと示す

## 基本は"信頼関係"と"承認"

この時期に大切なのは，プリセプターとプリセプティとの間の基本的な信頼関係をより強固なものにして，さまざまな指導が中心となる勤務のなかでも，「何を指導するのか」という指導の内容だけでなく，「どのように学習をサポートするのか」を常に念頭において，態度として示すことです。

そして，その学習サポートとして最も有効なのは，実は4月と同様に，「自分は他人から存在を認めてもらっているという実感＝承認」なのです。

## 一方的に教えるのではなく分かち合う指導方法

プリセプターにとって，この時期は，プリセプティにOJTで体験させなければならない項目が目白押しです。「どの処置はどこで体験できそうか」「このスケジュールだとチェックリストのここがどうしても残っちゃう，どうしよう」という体験項目のスケジュール調整に翻弄されてしまいかねません。プリセプターが特に意識して行なうことは，プリセプティに対する"指導者"としての行動を実践することと，同時に"擁護者"としての態度をこれまで以上に意識的に表現することです。

学習をサポートするという考え方では，"指導者"の役割はとても柔軟で支持的です。プリセプターは，知識や技術をプリセプティと分かち合うという形で指導する役割を持っています。指導者としてのプリセプターは，看護実践における計画・介入・評価にわたってプリセプティに助言を与えます。その際に，それらを一方的に提供するのではなく，プリセプティと分かち合うという考え方を態度として表現することが重要になるのです。

具体的には，次のようなシンプルな行動を確実に実践することです。

この時期の目標：プリセプターの姿をハッキリと示す

- プリセプティへの指導場面で，これまでと同様に視線を合わせてプリセプティに対しての積極的な関心を示す。意識的に相づちを入れたりうなずいたりして話を聴く
- 先に教えたいことだけを伝えるのではなく，"どう感じるか？" "どう考えるか？" など，常にプリセプティの考えをまず聴くことから始める指導のパターンをつくる
- いきなり「できていない」と指摘するのではなく，まずどんな小さなことでもプリセプティが実施できていることを見つけ，それをプリセプティに伝えてから，「ここはやり方が違う」「ここが足りない」「ここをこのように修正したほうがいい」という改善点を伝える

　たとえば，プリセプティが，「……が足りなかった」「……を覚えたほうがよい」「……をもっとうまくできるように」という"これから努力してできるようになったほうがよいこと"だけしかフィードバックされないでいると仮定しましょう。1日の勤務のOJT場面で，プリセプティは先輩看護師からさまざまな形でアドバイスを受けます。どの看護師も丁寧にアドバイスしてくれますが，そのメッセージは「あなたができていなかったことはこれですよ」です。

　そして6か月間，1日10回は指摘されるとします。週休2日で1月20日，単純計算で1200回。プリセプティは「あなたは……できない」と半年の間に1200回も繰り返し指摘されるのです。健康な精神状態でも，繰り返し自分の不十分なところを1000回以上も他人から言われたら，参ってしまいますよね。

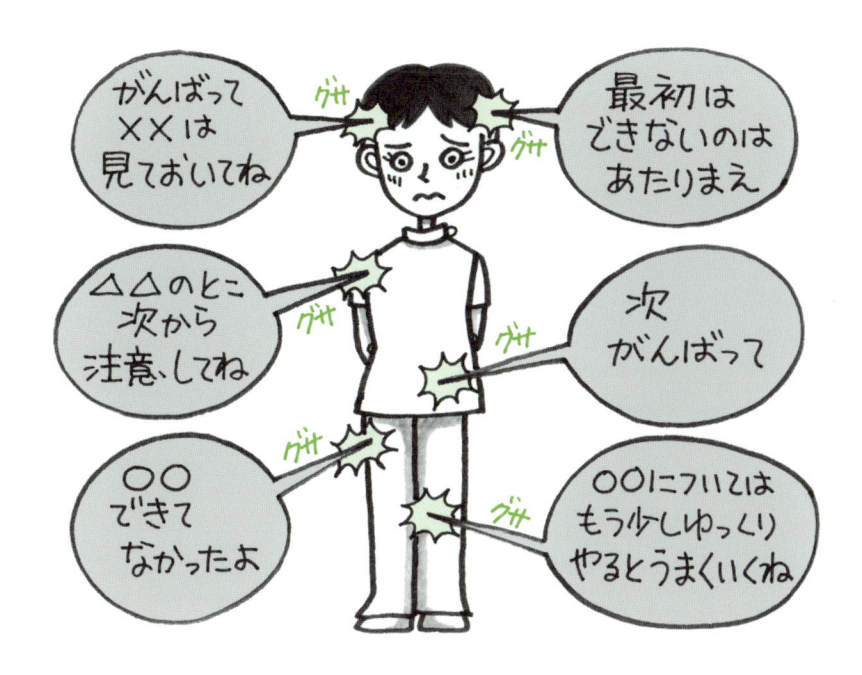

指導の際には、「準備がしっかりできていたね」「挨拶がよかったよ」「この前注意したところをよく覚えていたね」と、ごく限られた範囲のうまくできたこと、失敗しなかったところを、無理にでも見つけ出してフィードバックしてあげることが必要だと切実に思わせる数字だとは感じませんか？

## 擁護者としての態度を貫く

この時期には、初期のようにプリセプターとプリセプティの1対1の関係が成立することは、ほとんどなくなるでしょう。その中でも「自分は大切にされている」という印象を、プリセプティに持たせ続けることが重要です。

プリセプターのサポートを感じられれば、プリセプティはやがて自分の学習に責任を持ち、自分で意思決定し目標をつくるように促され、成長することが可能になります。

擁護者としてのプリセプターの役割は、どんどん重要性を増していきます。一貫してプリセプティに対する支援的な態度を、明確に表現することが引き続き必要なことは言うまでもありません。

## 意識したいファシリテーターとしての役割

また、この頃からプリセプターとしてしっかりと意識して行動したいのが、"ファシリテーター"としての役割です（▶10ページ参照）。

プリセプターは、プリセプティの成長のためにさまざまな調整を行ない、プリセプティの可能性を延ばす努力をします。それはあくまでも、プリセプティが自ら成長するのを促進するという役割なのです。

ファシリテーターとしての役割を意識すれば、過剰な抱え込みや無関心・放任ではなく、プリセプターが行なうことで何が必要なのかが自ずと見えてくるのではないでしょうか？

# 看護メンバー全員に
# ポジティブフィードバックの
# 方法を明確に伝える

　この時期にプリセプティに自信や安心感を抱かせるには，プリセプターだけでなく，同じ部署の看護メンバー全員の態度が非常に重要になります。4月の出会いの時期と同様に，まだ「何が"わからない"かがわからない」という非常に強い緊張感を常に味わっている時期に，たった1人であっても，メンバーが支持的でない行動をとれば，プリセプティには"存在の否定"という強い脅威にしか感じられず，立ち直れないような痛みを与える場合もあります。

　この時期，プリセプターは4月と同様に，部署の看護メンバー全員に具体的に「……という態度をとってほしい」という明確な依頼を伝えます。看護管理者や公式の指導マニュアルなどを通して，例外なく徹底して「すべての看護メンバーに指示どおりに関わってもらう」ようになっていなければ，効果は限られてしまいます。

　プリセプティにポジティブな印象を与える態度ができるように，すべての看護メンバーに，ポジティブフィードバックの方法を徹底してもらいます。

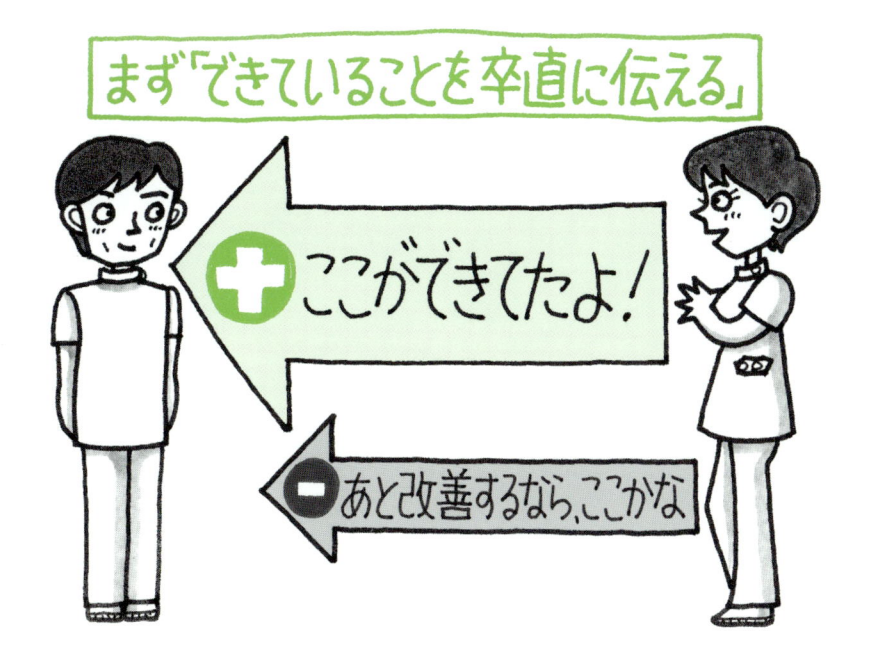

まず「できていることを率直に伝える」

＋ ここができてたよ！

− あと改善するなら，ここかな

### 5月・6月 すべてが初めての経験という時期

> - 指導するときは常に，どんな小さなことでもプリセプティの実施できていることを見つけ，最初にその"できていること"を伝える
> - その次に，「こうしたらもっと上手くいく」「ここをこのように修正したほうがいい」という改善点を伝える

　これからずっと，看護メンバーからポジティブフィードバックが行なわれれば，プリセプティは今にも消えそうな自信をかろうじて保ち続けることができるに違いありません。プリセプティは，毎日，看護メンバーから承認され，そのうえで改善点を教えてもらうという積み重ねによって，自分で自分を承認し，成長していくことでしょう。

## Column ファシリテーション
### 多様な人と協力しそれぞれの持つ力を最大限に引き出す方法

2000年以降，特にビジネス界において組織活性化の具体的な方法論の整理が行なわれ，さまざまな領域で急速に普及してきたのがファシリテーションです。本書でも，ファシリテーターとしての役割をプリセプターの重要な機能として位置付けています。組織の，そして組織に属する1人ひとりの能力を引き出す方法としてのファシリテーションを概観してみることにします。

ファシリテーション（facilitation）はラテン語 facil に"それをする"という意味が付与されて形成された単語です。もともとの意味は英語の easy にあたり，「ものごとをスムーズに運ばせる」「容易にする」というもので，人々の活動が容易にできるように支援し，うまくいくようにすることがファシリテーションだととらえることができます。

もともと米国で，エンカウンターグループと呼ばれるグループ体験学習の技法として1960年代に生まれたものや，同時期に米国で発生し体系化されてきたコミュニティの問題解決の技法などが原点になっています。1970年頃から企業活動に応用されるようになり，現場主導による業務改革の手法として発展してきました。現在米国においては，ファシリテーションが専門技能として認知され，重要な会議にファシリテーターをおくことは珍しくなくなっています。日本では，最近急速にさまざまな分野で，体系的なファシリテーションの活用が進んでいます。これまでの「俺についてこい」型のリーダーから，ファシリテーターとして行動できる支援型のリーダーシップへの関心が高まっているといっていいでしょう。

ファシリテーションを一言で説明すると，「集団による知的相互作用を促進する働き」ということができます。これは，人と人との関係性を中心に据えた組織運営をベースとする考え方ですが，組織の中の人と人との関係を促進するための数多くの手法やツールを，具体的な方法として体系的に扱っていることも大きな特徴です。

ファシリテーションは，「場のデザイン」「対人関係」「議論の構造化」「合意形成」の4つのスキルを基本として構成されており，それぞれに具体的手法を含んでいます。場をつくり，つなげる「場のデザイン」では，目的の共有や協働する意欲を醸成するために，どんな人々を，どのような方法で組み合わせ，場をつくっていくかのスキルです。「対人関係」のスキルでは，傾聴・復唱・質問・主張・非言語的メッセージを用いて，組織を構成する人のメッセージを引き出し，受け止めます。「議論の構造化」と「合意形成」では，基本となるツールを用いて，議論をかみ合わせ，整理し，まとめ，分かち合うという作業を進めていきます。

プリセプティの学習支援においては，ファシリテーションの中でも特に，「場のデザイン」や「対人関係」といった，コミュニケーション系のスキルがとりわけ重要になります。同時に，その主体はあくまでもファシリテーターではなく，そこに参加する人々であるとする支援型の思考と具体的方法論の蓄積は，これからの人材育成を考えるうえで非常に重要な視点と言えるでしょう。

**もっと詳しくファシリテーションを学びたい人には……**

▶ 『ファシリテーター型リーダーの時代』（フラン・リース　著，黒田由貴子　訳，プレジデント社，2002年）
▶ ＜日経文庫＞『ファシリテーション入門』（堀公俊　著，日本経済新聞社，2004年）

## 7月・8月
# ロールモデルであることに直面し戸惑い始める時期

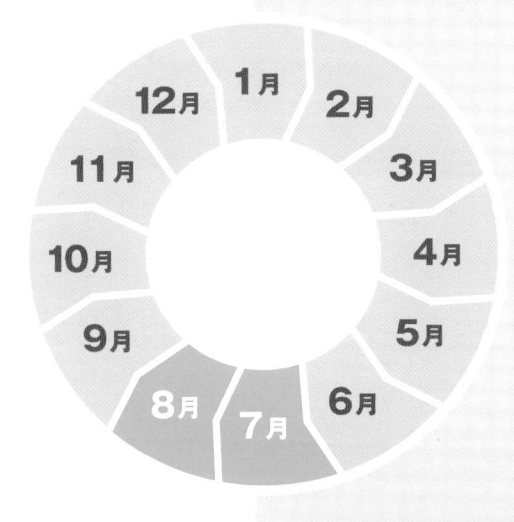

### 7月・8月のプリセプティの学習に対するサポートの基本計画

#### この時期の問題・課題・ポイント

- 具体的に指導することがどんどん増えるにつれて、プリセプターは自分が指導する実力を備えているのか、自分にはそんな実力はないのではないかと悩むことが非常に多い。
- ロールモデルとしての役割をしっかりと理解し、それに即した実践が重要。

#### この時期プリセプターに必要な学習サポート活動

- ロールモデルとしての基本的態度を確実に実践できるようにする。
  - ▶ 失敗の仕方、できないことへの向き合い方を示す
  - ▶ 何でもできるスーパー看護師ではなく、手の届くお手本

#### キーワード

- ロールモデル
- 役割期待

| 7月・8月 ロールモデルであることに直面し戸惑い始める時期

# プリセプターは何を
# お手本として示すべきなのか悩む

### "お手本"としての振る舞いを求められるプレッシャー

　プリセプターや後輩を指導する役割を初めて担うとき，多くの看護師は強い責任感のもと，「後輩の質問に的確に答えられる先輩でありたい」と思うでしょう。ところが，それがいつの間にか，「先輩なのだから，どんなことも知っていなければならない」という気持ちを強く抱くようにすり替わっていきます。

　プリセプティに何か尋ねられた時，自信を持って答える自分自身に，誇らしさとやりがいを感じると同時に，質問にうまく答えられなかったり，失敗してしまったりしたとき，「立派な先輩でありたい」という自分の目指す姿と自分自身との落差に，恥ずかしさ・情けなさ・怒りを感じることがあります。この気持ちは時として，激しい自信喪失につながる場合もあります。「自分には指導する資格がない」「自分はまだまだなのに，教える立場なんて無理です」といった言葉がこぼれてしまうほど，"お手本にならないといけない"という気持ちはプレッシャーになるものです。そんなプレッシャーが高じると，プリセ

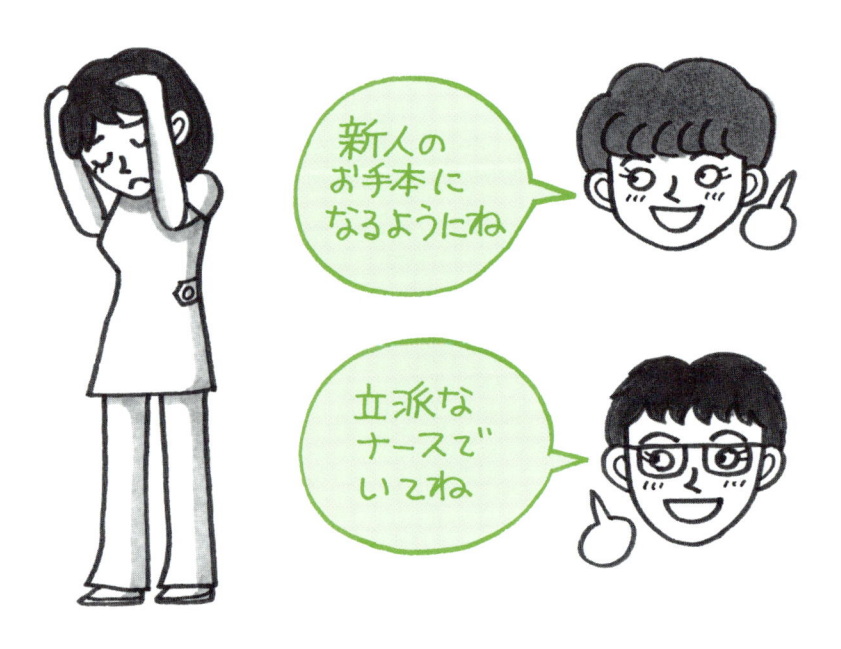

プターという役割に取り組もうという意欲も失わせてしまうかもしれません。

　経験する仕事の範囲が拡がってくると，プリセプティの経験の機会は増えて，失敗やうまくいかないことも当然増えてきます。他のプリセプティよりも忘れっぽいとか，不器用といった特徴があると，プリセプターにとって受け入れ難い結果も次々と出てくるものです。そんな時，真摯に取り組んでいるプリセプターほど，「完璧な先輩であるべき」「きちんとしたお手本を示すべき」という考え方に陥ってしまいがちです。

　そんなときこそ，プリセプターシップで非常に重要となる「ロールモデルとしてのプリセプターの役割」の本質をしっかりと理解し，実践に活かすことが大切になります。さっそく，"ロールモデルである"戸惑いや混乱を抱えたプリセプターの事例を見てみましょう。

### 事例　私ではお手本になりません

　3年目の千葉さんは新人看護師加藤さんのプリセプターです。風邪で休んだ次の日，3年先輩の田中さんが加藤さんの指導を担当したことを聞き，そのことを橋田さんに報告しています。

**橋田**●千葉さん，おはよう。風邪の具合，どう？
**千葉**●おはようございます。しばらくお休みしてすみませんでした。……橋田さんは，ここぞというタイミングで声をかけさせてくださるから不思議です。
**橋田**●そりゃあ，千葉さんはうちの病棟にとって大切な人なんだから，元気かなとか，心配事はないかなとか，気になるもの。
**千葉**●だから，いろいろ相談できるんですよね。
**橋田**●どうしたの？　何かあったの？
**千葉**●私が風邪で休んでいる間に，田中さんが加藤さんに記録の指導をしてくださったそうです。田中さんは院内の記録委員会のメンバーで，記録についてものすごく勉強していらっしゃいます。だから，田中さんなら看護記録についてのどんな質問にも的確に答えて，加藤さんが質問した内容以上のことまで指導できるんです。
**橋田**●千葉さん……
**千葉**●ところが私は自分の記録さえやっとなのに，こんなレベルで加藤さんに指導する資格なんてあるんでしょうか？　他のことだってそうです。技術だってうまくできないことや自信のないことばかりなのに，私が他の人のお手本として指導するのはおかしいのではないでしょうか？

**7月・8月** ロールモデルであることに直面し戸惑い始める時期

橋田●そんなふうに感じたのね。
千葉●田中さんから，『あなた自身の成長の機会でもあるんだから，記録の勉強もがんばらないとね。プリセプターはプリセプティのお手本としての役割も重要だからね』と励ましてもらいました。でも，だったら私なんかじゃなく，田中さんみたいに何でもきちんとできて余裕もある方に指導をしてもらったほうが，ずっと加藤さんのためになるんじゃないでしょうか？
橋田●私は，プリセプターという役割に対する千葉さんの努力だけでなく，実際に加藤さんに対するさまざまな関わりの成果から，あなたがプリセプターとして立派に役割を果たして結果を出してくれていると思っているの。
千葉●橋田さん……
橋田●プリセプターは，プリセプティのいちばん身近な存在として，ただ単に業務がどれくらいできるかというだけのお手本ではなく，いろいろな経験を通して，お互いに共感したり，迷ったりしながら，本当にプリセプティの立場になって考えたりできることが大切じゃないかしら？ これは，千葉さんにしかできないことだと思うし，加藤さんにとって，とても重要なことだと思うのよ。
千葉●そうでしょうか……
橋田●体調を崩したこともあって，千葉さん少し疲れもたまっているかもしれない。このことはプリセプターとしての活動にとってとても大切なことだから，時間をとって話がしたいんだけど，都合を教えてくれる？ メールででも連絡がもらえるとありがたいな。
千葉●もちろんです。よろしくお願いします。

# プリセプターが
# ロールモデルである意味とは？

　ロールモデルとは，必然的に「見習おう」「真似しよう」と思えるような，ある特定の人の行動・スタイル・話し方や考え方と言われています[1]。

　お手本として完璧であろうとすれば，想像を絶するような努力をしなければならなくなります。それは現実的ではありませんし，プリセプターにはもっと別のお手本を目指してほしいのです。

### うまくいかない体験の乗り越え方を見せる

　プリセプターがロールモデルである最大の意味は，プリセプティが努力すれば手に届く目標として，成功体験と失敗体験の両方を提供することにあります。プリセプターシップにとって重要と言われる「身近さ」は，親近感を与えられること，身近な目標であることと同時に，「うまくいかない体験」を提示することにあります。成功しかお手本が示されなければ，プリセプティは失敗や，うまくいかないことを乗り越えていく方法を実践で学んでいくことができません。プリセプターは，プリセプティほどでなくても，日々多くの「うまくいかないこと」をまだまだ数多く体験します。

　うまくいかないことに遭遇したとき，どんな方法でそれを乗り越えるのか，誰に相談して，どんな学習の仕方をするのかをプリセプティと分かち合うことで，プリセプティは貴重な失敗体験を見習ったり，失敗の克服の仕方を真似しようと思えたりするようになるのです。それこそが実践から学ぶプリセプティの多様な解決の引き出しになるのです。

　プリセプターとプリセプティだけでなく，すべてのスタッフに「うまくいかないこと」を許さないようでは，人を育てるような組織とは言えません。「失敗＝うまくいかないこと」こそ，豊かな学習のチャンスという認識を持ち，失敗と成功の両方のロールモデルとしての役割を明確にすると，プリセプターシップに関わる多くの人の重圧感は随分軽減することができるのではないでしょうか？

7月・8月 ロールモデルであることに直面し戸惑い始める時期

## プリセプターにしかできない
## ロールモデルとしての役割

　プリセプターは，専門職としての実践をプリセプティに示すという役割を持っています。プリセプターに期待されるのは，患者や家族，職員に対する敬意のこもった対応，専門職としての誠実な行動などの，本当に基本的な，しかし，非常に大切な振る舞いを見せることです。また，完璧なお手本でなく，専門職として少し先を歩く実践者としての仕事に対する意欲や知識の維持などを，苦労しながら実践している現実の姿が重要なのです。

　プリセプターには，プリセプティのいちばん身近な存在として関わりを持てる強みがあります。これはただ単に年齢が近いということだけではありません。プリセプティが出会うさまざまな状況について，その時に出会う感覚に心から共感を覚えられる存在であることがとても重要なのです。経験年数が一定以上になれば，この「共感すること」がとても難しくなってしまいます。つまり，実践経験の浅いプリセプターだからこそ，プリセプティの達成感や困難な状況に対して，近い感覚を持ってアドバイスが可能となるのです。

　もちろん，もっと多角的にアドバイスを行なうには，経験を積んだベテラン看護師が有効なのは当然です。しかし，プリセプティの共感という観点から，近い過去の経験から発せられるプリセプターの言葉に，かなうものはないでしょうし，モチベーションという観点からも，自分よりも少しだけ先を行って

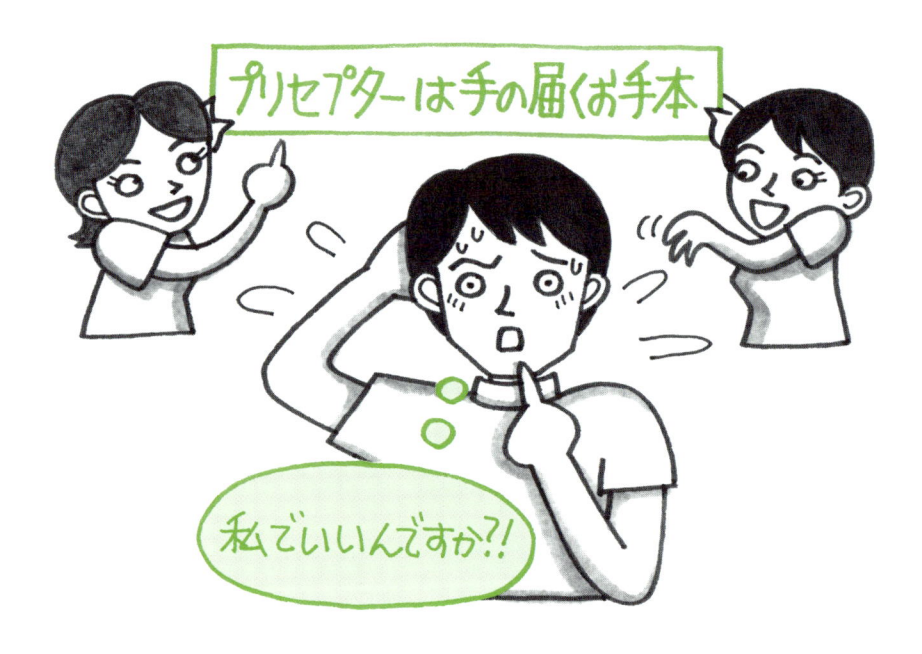

いる先輩の姿が，手の届くお手本である意味はとても大きいのです。

　だからといって，プリセプターにプリセプティの指導とサポート，あらゆる面のロールモデルをすべて役割として期待してしまえば，それが重圧としてしか作用しないことは明白です。事例の千葉さんも，"あらゆる意味でお手本となるべきではないか"という思いにとらわれ，混乱してしまいました。プリセプターだけが重荷を背負うという感覚に陥らないためにも，プリセプターはロールモデルとしてどのように行動するべきかを明確にすることが大切です。

- 失敗も素晴らしい学習のチャンス
- 手の届くお手本としてのプリセプター

**7月・8月** ロールモデルであることに直面し戸惑い始める時期

# 役割を明確にすることでストレスは軽減できる

　ロールモデルに対するプリセプターのプレッシャーは，役割が明確になっていない状況と密接に関係しています。上司や同僚など他人の期待を取り入れることによって役割が形成される場合もありますが，反対に，その役割に何を期待されているかがわからない場合や，その役割に対する期待が大きすぎて応えることができない場合には，強いストレスを感じます。さらに，自分の責任の及ぶ範囲がわからなかったり，明確な目的がなかったり，何をどこまですべきかが不明である場合にも，役割に関連したさまざまな混乱が生じてしまいます（▶59ページ参照）。

　これらの混乱は，精神的なストレスという漠然としたマイナス要因だけではなく，「モチベーション＝やる気」の低下というはっきりした悪影響を招くことになります。つまり，やる気がなくなるというわけです。モチベーションは，「達成目標の魅力×達成の可能性」でその強さが決定すると言われています。役割が不明確だったり，達成できる可能性がとても低い非現実的な役割を要求されたりすることによってモチベーションは低くなりますし，逆に，明確な役割が実現可能なレベルで設定されれば，役割遂行に対するモチベーションを高めることができます（▶75ページ参照）。

　つまり，「プリセプターのロールモデルとしての役割」を，具体的な表現で明確に示すことによって，プリセプターは何をするのか，周囲の看護メンバーは何をサポートしたらよいのかが見えやすくなるでしょう。それはすなわち，プリセプターが周囲の支援を得て，プリセプティの学びをサポートしやすくなるという結果につながっていくはずです。

- うまくいかないことを何とか乗り越えていくための知恵と努力を見せること，それがプリセプターとしてのすばらしいロールモデル

［参考文献］
1）Florence Myric, Olive Yonge（著）：Nursing Preceptorship ; Connecting Practice & Education. Lippincott Williams & Wilkins, 2004.
2）高木　修（監修），田尾雅夫（編集）：シリーズ21世紀の社会心理学2　組織行動の社会心理学. 北大路書房，2001.
3）ステファン・P・ロビンス（著），高木晴夫（監訳）：組織行動のマネジメント——入門から実践へ. ダイヤモンド社，1997.

## Column 役割期待とその関連概念
### 他人からの期待とどのように付き合っていくか

　プリセプターシップに関連するすべての人の心には、それぞれに「プリセプターらしさ」「プリセプティらしさ」あるいは「看護師らしさ」というイメージがあります。これらは、それぞれの役割に対する暗黙の期待であり、プリセプターやプリセプティはその期待とどのように付き合うかを考えなければなりません。ここではプリセプティの学習支援を行なう際に有用と思われる、いくつかの心理学的概念を紹介します。人間という社会的な存在には、「他者からの期待」ということが実にさまざまな影響を与えることをしっかりと理解しておきましょう（▶39ページ参照）。

　役割期待（role expectation）とは、社会学用語で「相互関係の中で認知された役割に対する暗黙の期待」と定義されます。役割という概念を使って個人と社会の関係をみていこうとする「役割理論」（role theory）は、社会学の伝統的な理論の1つです。これは簡単に言うと、個人は社会によって定められる規範的な役割を果たす存在で、"自己はその役割の束のようなもの" という考え方です。この役割をどのように果たすかということと自己の関係は、現在の複雑な社会において「自分はどういう存在か」という自己概念に大きく影響するのです。

　特に、学生から新たな社会に飛び込んだプリセプティにとっては、「社会人として」「看護師として」「プリセプティとして」といういくつもの新しい役割に対して、どのように振る舞うのかは大きな課題になるのです。

　私たちは、他者から「こんなふうに思われたい」という思いから、特定の印象を与えるように振る舞うことがよくあります。これは自己呈示（self-presentation）と呼ばれています。まず、自己呈示は社会的なアイデンティティの確立に重要な役割を果たしています。最初は「看護師らしさ」を演じるような状態から、時間の経過と共に徐々に看護師としての行動や思考が自分自身と一体化するイメージです。"立場が人を育てる" という考え方は、この典型的なものと言えます。また、自己呈示に対する他者からの肯定的なフィードバックは、私たちの自尊心を高揚・維持させる働きがあります。プリセプティが看護業務や看護師としての行動を、プリセプターなど周囲から肯定的に評価されることで自信をつけていくという現象は、このメカニズムで説明できます。

　しかし、このことは必ずしもよい結果ばかりをもたらすとは限りません。役割期待という社会からの要求が、その個人に負担をかけすぎるようになった状態（過剰負荷）の時、人はそれをストレスだと認識します。このストレス過剰な状態が長く続くと、それによる深刻な影響が出てくることも考えられます。一方で、過剰負荷の状況は、曖昧な役割期待や相反する役割期待によってもたらされることが多くの研究によって明らかにされています。

　人材育成において精神的ストレスをどのように考えるかは現在も大きな課題です。ストレスは絶対的な悪ではなく、どう付き合うかが人間の成長を考えるうえでとても重要です。だからこそ、役割期待が持つプラスとマイナスのそれぞれの側面に注目し、プリセプティが実践現場で直面する数多くの壁を乗り越えるための、具体的な支援を見きわめたいものです。

**もっと詳しく役割期待を学びたい人には……**

▶ 『ストレスの心理学［認知的評価と対処の研究］』（リチャード・S・ラザルス、スーザン・フォルクマン 著、本明寛、春木豊、織田正美 監訳、実務教育出版、1991年）

▶ 『セルフ・エスティームの心理学　自己価値の探求』（遠藤辰雄、井上祥治、蘭千壽ほか 著、ナカニシヤ出版、1992年）

▶ 『対人行動の心理学』（高木修 監修、土田昭司 編集、北大路書房、2001年）

# 9月・10月
## 経験の内容が広がってくる時期の学習サポート

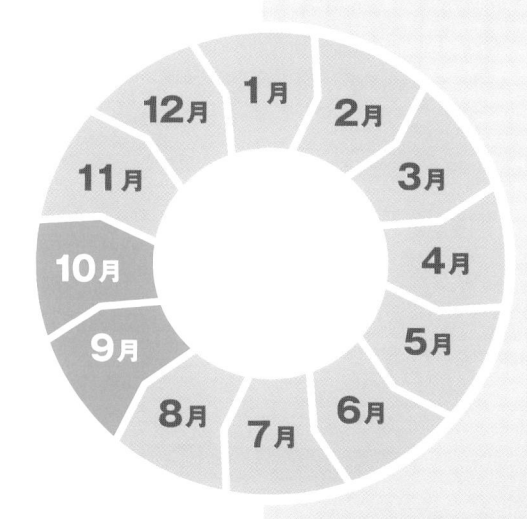

### 9月・10月のプリセプティの学習に対するサポートの基本計画

#### この時期の問題・課題・ポイント

- プリセプティに対して，「教えたことをどれだけ自分のものにできているか」「学ぶ意欲はどうか」という視点が強くなってくる。
- 「プリセプティの学習サポート」という基本から外れ，「どれだけ覚えたか？」「好ましい態度か？」といった視点で関わることが，プリセプティの意欲や安心感を台無しにする。

#### この時期プリセプターに必要な学習サポート活動

- さまざまな指導場面で，学習サポート活動としての基本的態度を確実に実践するためには，あるべき論から自由になることが必要。
  - 固定的な価値観から自由になる＝リフレーミング
  - 基本的な承認・傾聴の態度の継続
  - 気持ちを聴く（＝話をさせる）
  - 考えを聴く（＝話をさせる）
  - ポジティブフィードバック

#### キーワード

- やる気＝モチベーション
- ほめる
- 承認

# すでに経験している事項を指導するときの落とし穴

## 教える側の関心は"やる気"に向けられがち

　実践現場でどのような教育が必要かを考える際に重要なのは，現状の問題点を把握し，そのうえで理想とする姿を具体的に描き，それを着実に実践していくことです。

　実践現場の教育指導担当者から，スタッフや後輩の教育に関する課題としてよく挙げられるのが，「向上心に欠ける」「意欲がない」「やる気がない」という言葉です。4月や5月にはこのような感想はあまり聞きませんが，プリセプティが実践経験を徐々に重ねてきたこの時期になると，「何度も経験していることなのに覚えていない！」「3回目なのに手順を確認していなかったのはどういうこと？」といった言葉が飛び出します。

　では，どのようなスタッフや後輩を育成したいかと問いかけると，「やりがいを持って，いきいきと自分の看護に取り組む」「自発的に看護に取り組む」「目標に向かってやる気を持って活動する」などの言葉が返ってきます。つまり，指導にあたる側にとって，やる気は最大の関心事であると言えます。「同じようにできなくても，やる気があるんだったらマシです」「できるかどうかよりも，意欲があるかどうかが問題です」といった言葉も非常によく耳にします。

　ところが，この"やる気"について，多くの指導者がかなり狭い考え方しかしていないようなのです。そのため，「自分のイメージしているプリセプティのやる気ある行動」とは異なるプリセプティの行動が目について，自分自身の指導が悪いのだと否定的に評価することを繰り返しているように見受けられます。

　この「狭い価値観に縛られて，客観的な現実認識ができない思考」，いわゆる「あるべき論」から脱却しなければ，プリセプティの学習を支える行動を実践することはとても難しくなります。なぜならば，プリセプティのやる気を見つけることは，すなわちプリセプターのやる気を維持することでもあるのですから。

　そもそも，やる気とはどのようなメカニズムで生まれてくるのでしょうか？プリセプティをやる気にさせるにはいったいどうしたらいいのでしょうか？

　まずは，「やる気とは何か」という素朴な疑問に対する基本的な知識を得ることから始めましょう。

## 事例　ほめてもプリセプティが"やる気"を見せてくれない

関東近郊の地域中核病院内科病棟に勤務して5年目の橋田さんは，今年4月からプリセプターの千葉さんのサポートをしています。

千葉●橋田さん。私は自分が新人のとき，先輩たちにほめてもらって本当に嬉しかったし，頑張ろうという気持ちになれました。だから加藤さんのことをいっぱいほめてあげようと思うのに，どうもうまくいかないんです。

橋田●うまくいかないって，どういう場面でそう感じたの？

千葉●たとえば，こんなことなんですけど……

●

加藤●千葉さん，○○さんの採血終わりました。

千葉●うん，うん。すごい！　ちゃんと採れたね。すごいじゃない！

加藤●いや……まぁ……○○さん今日はたまたま血管すごくわかりやすかったですし。

千葉●たまたまじゃないよ，加藤さんが確実な手技でやったからばっちりだったんじゃない。自信を持って自信を！　あ，それから○○さん，血小板のデータ低いよね。止血確認は？

加藤●はい。しばらく圧迫止血をして，止血確認しました。

千葉●さっすが加藤さん！　すごいすごい。ちゃんとできてるね。

加藤●はぁ～ありがとうございます。……でも……あ……△△さんの処置いってきます……

●

千葉●せっかくほめてるのに，なんか加藤さんの反応がいまいちで。もっと，『ありがとうございます！　次はこれをやらせてください！』とか，『今日の処置について一緒に振り返りをさせてください！』とか，新人らしくやる気をみせてくれると思うんですけど。……やっぱり，私のほめ方が悪いんでしょうか。

橋田●う～ん。話を聞いている限りでは，千葉さんはよくやっていると思うよ。がんばっているじゃない。ほめることは大事なことだし，"ほめて育てる"ってよく言うわよね。できていないところを指摘するだけでは加藤さんも伸びないと思うし。私も，なるべくほめるところを探して，それを相手に伝えてから不十分なところを指摘するように心がけているの。

千葉●橋田さん。ほめ方のポイントとかコツとかあるんでしょうか？　それから，こんなほめ方はよくないとか，気をつけることってどんなところなんでしょう？
　橋田●う〜ん。それはケースバイケースでいろいろだからねー。まあ，欠点を指摘するのとは違うから，ほめる分にはあんまり神経質にならなくでもいいんじゃないかなぁ。
　千葉●……そうですか……そうですよね。加藤さんがやる気を出してくれるように，私も丁寧に関わっていきます。いつもつまらない相談ばかりですみません。お疲れさまでした。

　せっかく千葉さんが相談してくれたのに，橋田さんは何も答えられず，このままでいいのかスッキリしないまま自宅に帰りました。でも，やっぱり何かしっかりしたアドバイスをしてあげたい。千葉さんの「加藤さんがやる気を出してくれるように」の言葉が心のどこかに引っかかっていた橋田さんは，「やる気」について調べてみようと思いました。図書館が開いている時間ではないので，まずは夜中にインターネットで「やる気」を検索してみると，心理学のページが見つかりました。「やる気」にもメカニズムがあるようです。それに最近では，「モチベーション」という言葉がよく使われるようです。そこで，書籍販売のサイトで検索するとモチベーションについて書かれた本が結構たくさんありました。ビジネス書なんて今まで読んだことなかったけど，目次を見ると興味深いものばかり。何冊か購入して，久しぶりに一気に本を読みました。

　橋田●千葉さん，少しいい？
　千葉●はい（笑顔）。
　橋田●今日の千葉さんは，いつにも増して元気だね。
　千葉●そうですか？　実はこの前，加藤さんのことで橋田さんに相談させてもらったじゃないですか。あれをきっかけに自分の考えが少し整理できたんです。私は加藤さんに『自分からどんどんやる気を持って行動してほしい』って期待しすぎていたんじゃないかなって思って。
　橋田●うん，うん。へぇーなるほどね。期待しすぎていた自分ね。私もそういうところあるな。あのね，私もあのあと調べてみたのよ。やる気とか，モチベーションとか……

# やる気とは何かを知る

　「やる気」は「意欲」という言葉にも置き換えられますが，心理学では「動機づけ＝モチベーション（motivation）」という言葉で表現される人間の心の動きと言われています。ここでは，日常用語との区別を明確にするという意味で，モチベーションという語を使用することにしましょう。

　モチベーションには，「行動を特定の方向に方向づける」「行動に駆り立てる」「行動を継続させる」という3つの側面があると言われています。つまり，これらを可能にする人間の内的な力がモチベーションというわけです。

　モチベーションには「仕事への」とか「学習への」という方向性があり，特に心理学や経営学の領域では，「働くことへのモチベーション＝ワーク・モチベーション」の研究が活発です。看護以外の領域でも，意欲を持って仕事をすることをどうやって実現するかは，大きな課題なのです。もちろん看護領域についても，「看護という仕事」に対するモチベーションとしてワーク・モチベーションという考え方を参考にすることができるはずです（▶75ページ参照）。

　現在のモチベーションに対する考え方は，期待理論に代表される「過程＝プロセス」を重視したものが中心となっています（**表1**）。つまり，もともと人

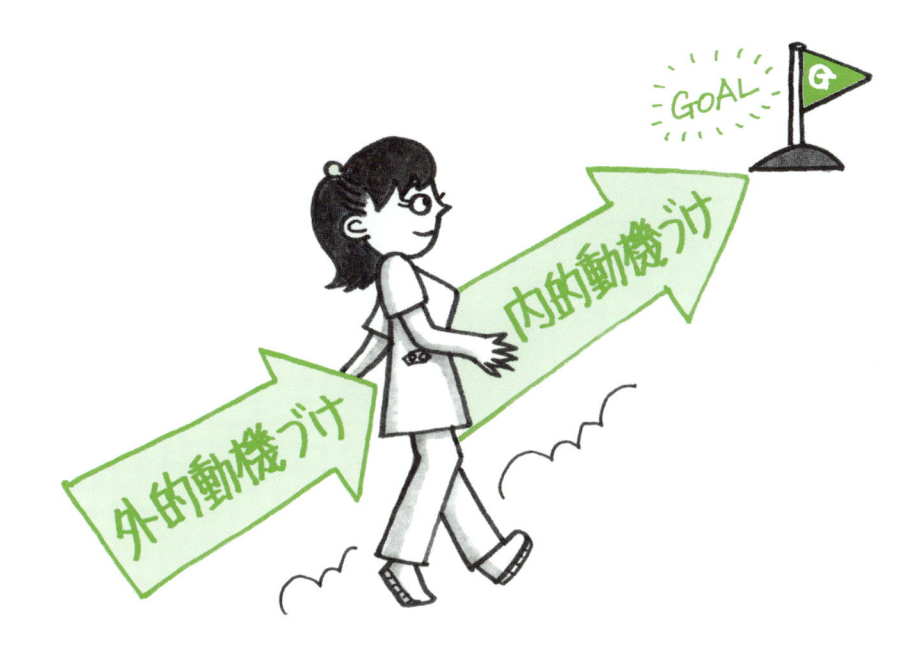

### 表1 代表的なモチベーション理論

#### 欲求階層説

　モチベーション理論で私たちに最も身近なのが，マズローの欲求階層説である。これは，人間の欲求を5つに分類し，その欲求は基本的なものが満たされて初めて，次の高次の欲求が階層的発現するという考え方で，人が何によって行動するのか，どのような欲求に基づいて行動するのかという点に注目したモチベーション理論の1つと言える。この理論は，特に患者との関わりのなかで私たち看護職には感覚的に強い説得力があるが，最近の実証研究ではその根拠に疑問が持たれている。

#### 動機づけ－衛生要因理論

　伝統的に，「不満要因を整えて満足させることでモチベーションは高まる」という単純な考え方が信じられていたが，ハーズバーグはこれに異論を唱えて，これまでと違う新しい考え方をモチベーション理論において展開した。

　給与や休暇などの条件は「不満足」か「不満足ではない」という現状への不満足要因として作用しているものであり，ハーズバーグはこれらを衛生要因と呼んだ。これらの衛生要因以外に，「認められたい」「成長したい」「達成感を得たい」などの精神的欲求が満たされたときにモチベーションが高揚することを提唱し，それらを動機づけ要因と呼んだ。この動機づけ要因は，具体的には「仕事そのもの」「達成感」「成長」「責任」などが該当する。モチベーションを高めるためには，金銭や職場環境といった衛生要因を整えるだけでは不十分で，動機づけ要因を高めなければモチベーションはもたらされないというのがこの主張である。

#### 内発的動機づけ

　動機づけ－衛生要因理論の考え方に近いが，モチベーションを内発的動機づけと外発的動機づけに分けるとともに，内発的動機づけは外発的動機づけの影響を受けることを示した理論。

　内発的動機づけとは，強制や報酬のためではなく，それをすること自体を目的として行なわれる行動という場合に想定されるモチベーションであり，遊びや趣味などは，身近な典型例と言える。内発的に動機づけられるということは，仕事への積極性や創造性という点でも望ましいものととらえられている。

　この内発的動機づけに対応するのが外発的動機づけであり賃金労働が典型的な例である。自発的な行動を強化するためには，ただむやみやたらと報酬や賞賛を与えることが有効ではない。

　内発的動機づけは，有能さへの欲求と自己決定の欲求によって支えられると言われ，その行動によって自分自身の能力の向上が自覚できることと，自分自身がそれを決定できるという選択の自由が保たれることがとても重要である。

#### 期待理論

　上記の3つの理論は，「何によってモチベーションが生まれるのか」という問いに対する答えを探している理論であるが，期待理論は「どのようにしてモチベーションが生まれるのか」という心的過程に注目した過程理論の1つである。

　ごく簡単に言えば，人は努力をして行動したときに自分自身が満足できる結果が得られそうだと期待できるときにモチベーションが高まるという理論。この考え方では，努力によって成果が上がるという期待，その成果が報酬などに結びつくという道具性，その結果にどれくらい魅力があるかという誘意性のバランスで，モチベーションはさまざまな展開を見せると言われる。

の心の中にモチベーションをもたらす「何か」があるのではなく，環境や自分の能力，それに対する周囲の働きかけ，報酬などのさまざまな要因を総合的に判断していく過程（プロセス）の結果として，人の心の中にモチベーションが生じてくるというとらえ方です。

　したがって，やる気は「ある」か「ない」かが問題なのではなく，「やる気を育てる関わりを周囲がどのようにするのか」という見方が理にかなっています。

# やる気を育てる関わり方とは

## 「こうあるべき」という思い込みは目の前のプリセプティの姿を見失わせる

　4月から半年近くが経過したこの時期には，プリセプティが単独で実践できる看護ケアも少しずつ増え，さまざまな指導も，手順をともに確認して付きっ切りで実施する指導から，準備をさせ実施してから振り返るという形に次第に変化していきます。

　私たち指導者は，「独立して実施できる看護ケアが増えるほど，プリセプティには自信がつくはず」と信じているので，「もっと多くの知識や技術を身につけたいとやる気を持ってほしい」，あるいは，「やる気が起こるはずだ」と思いがちです。そして，それをそのまま受け持ちのプリセプティに望んでいる場合が多いのではないでしょうか。

　しかし，新人看護師の立場からすれば，「その看護ケアはできるから大丈夫」とプリセプターや周囲から認知されることは，どのような場面でもそれを単独で実施することが期待されることであり，これまでと大きく異なる重い責任を負うことになるという意味づけもできるのです。つまり，新たな課題が出現し，これまで以上にもっと大きな不安との対面を迫られるということも考えられます。

　このように考えてくると，私たちがプリセプティに対してつい期待してしまう「やる気満々」という状態は極めて特殊で，通常は不安に押しつぶされそうになりながら，なんとか毎日を過ごしているということを理解する必要があります。だからこそ，プリセプティの「やる気」を引き出して，それを維持するための関わりが重要であり，その実現が期待されるゴールだと考えることが妥当でしょう。

　プリセプティの状況を客観的に理解することなく，「半年近く経って自覚が足らないから，もっと厳しい態度で臨むべき」「甘やかしてばかりは本人のためにならない」という感覚的な価値観に頼って，やみくもに自分なりの"愛のムチ"を振りかざしても，プリセプティにはただの「ムチ」にしか感じられず逆効果をもたらすことになってしまいます。信頼関係なしに行なわれる指導は威圧的で脅威すら感じさせ，いたずらに恐怖や緊張を与えるのみで，実際の教育効果はほとんど期待できない可能性が高いのです。

## 「あるべき論」からの脱却

　「やる気を持つべきだ」に代表されるような「こうあるべきだ」という固定した思考へのこだわりは，多くの場合，柔軟性を欠いた発想に繋がってしまいます。この，あるべきという「枠＝フレーム」を外して，先入観なしに物事を捉えることを「リフレーミング」と言います。

　リフレーミングによって，プリセプティに対する先入観にとらわれずに，本当のプリセプティの状況を理解することが可能となります。「Aに違いない！絶対にAだ！」という発想から，「Aかもしれないが，Aでないかもしれない」という発想への転換によって，「A」という枠を外して，ありのままのプリセプティの到達度を冷静に見ることができるでしょう。それは，そのままプリセプターとしての自分自身を冷静に見つめることなのです。

　では，このリフレーミングをどうやって身につけたらよいでしょう。それには，他者との健全な学び合う行動が重要な役割を果たします。

## リフレーミングを身につける第一歩は「聴く」

　私たちは，人に話すことで頭の中が整理されることがよくあります。事例では，橋田さんは千葉さんに自分の問題意識を語らせていますが，この働きかけによって，千葉さんは自らのことを語り，語ることによって考えが整理されているという姿が引き出されています。

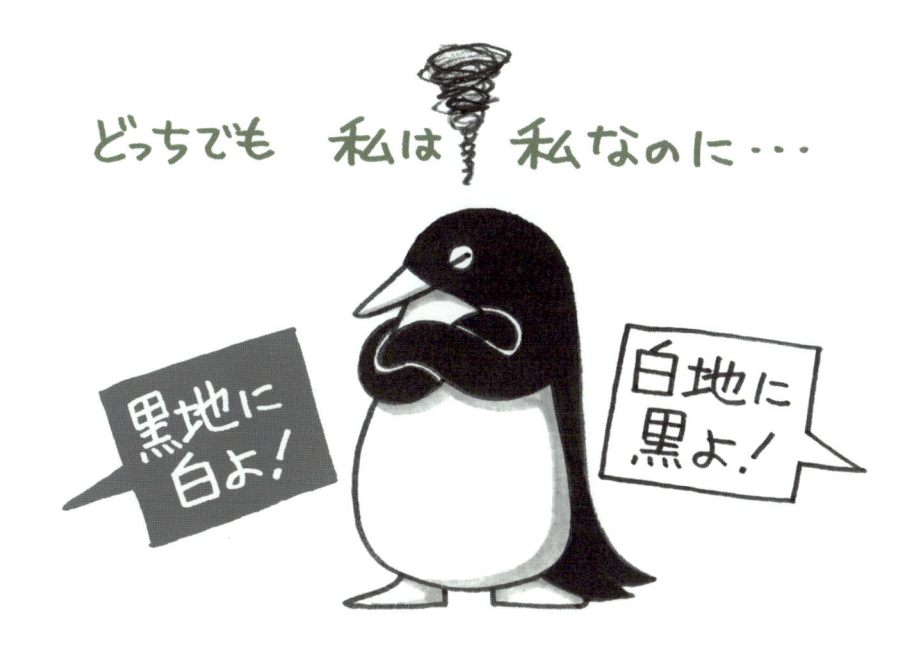

どっちでも　私は　私なのに…

黒地に白よ！

白地に黒よ！

ところが多くの場合，あまりにも「指導しなければ」という思いが強くなり，相手の気持ちや意見に対して，訂正やアドバイスを与えることばかりに執着してしまいがちです。まずは，アドバイスを一切しないで，相手の考えや意見に耳を傾け，相手が何を訴えているのかを全身全霊で聴こうという態度をつくってみてください。もしも相手の主張に反対であっても，最後までその話を聞いてから反対意見を述べればいいだけのことです。いったん，相手の主張をすべて受け止めてから行動する。相手に語らせる。これらの「メッセージを受け取る能力」を鍛えることによって，相手に対して当てはめていた枠を外して考えることが可能になっていくでしょう。

　このようなリフレーミングが実践できるようになれば，プリセプティに対する柔軟な視点を持つことが可能になりますから，あらゆる決め付けや過度の期待を予防できます。

　また，事例のように，後輩に相談されたときに大切なことは，アドバイスをすることではなく，積極的な関心を持って相手に語ってもらうことだと知っていれば，自分はうまい指導やアドバイスができなかったと悔やむこともありません。「答える」ことだけが重要なのではなく，後輩が疑問を投げかけている気持ちに「応える」ことがプリセプターの大切な役割なのです。

　後輩も自分の気持ちに応えてもらうことができれば，なんとかやってみようという気持ちになる＝少しやる気を持つことができるようです。このようにプリセプティの話をよく聞き，私たち指導者が先に回答するのではなく，彼らの話すストーリーにじっくり耳を傾け，話しやすい場をつくることも大切な教育的関わりなのです。

# "ほめる"と"やる気"の関係

## なぜ"ほめる"ことが有効なのか

　プリセプティのモチベーションを維持するための関わりの1つに「ほめる」ことが挙げられます。ほめることは，代表的なコーチングスキルである承認の一種です（▶23ページ参照）。

　人は，ほめられると自我の欲求が満たされ，「自分はできる」という自信をつけ，やりがいを感じながら成長していくことができるというのは，現在一般的な考え方として人材育成において活用されています。プリセプティに「成功できそうだ。やれそうだ」と思わせる刺激を，ほめるという行動によって与えることは，プリセプティの成功の可能性を持つ行動を誘発するという考えからも有効だと言えます。

　しかし，特に後輩やプリセプティに対して，仕事のうえでは短所やミスばかり目についてしまうことが多く，「ほめることがない」という声を聞くこともあります。私たちは，ほめることに慣れておらず，ほめる行動そのものに照れを感じてなかなか行動につなげられないのではないでしょうか。まず，行動に表わすことによって，自分自身が慣れていくことが何より有効です。

## 何を"ほめる"か，どう"ほめる"か

　では，「すごい」「できてるね」と常に賞賛する言葉を発すれば，プリセプティのモチベーションが高まるのでしょうか？

　事例のなかで，千葉さんが感じているように，むやみやたらにほめ言葉を羅列するだけでは，相手の自信を高め，勇気づけることになりません。ほめることとは，相手を否定せず，尊重し，受容する気持ちから発せられる言葉であると同時に，成果を出すまでの過程や努力に対して，何がよかったのかという事実を，正当に相手に知らせることが重要な要素になっているのです。

　事例では，「採血できた」成果だけでなく，「どのような手技が」よかったのか，採血の技術をマスターするまでの過程と努力を承認することが重要です。たとえば，採血に行く前の加藤さんの表情などから緊張や自信の度合いを読み取り，「行く前は緊張していたみたいだけど，よくがんばったね。今回の採血はどのあたりがうまくいったの？　教えてくれる？」「自信もって採血できた

みたいだね。加藤さんが自信を持てるようになったのは，いつくらいからなの？ どうやったら自信が持てた？　教えて」など，意識して言語化すると，承認する素材は無限に広がっていきます。

　10点満点のケアについて，6点以上取れないとほめることは無理だという価値観に縛られていては，ほめるレベルに到達する前に，プリセプティは自信を失い力尽きてしまいます。しかし，リフレーミングの発想に立てば，10点満点で1点しか取れていなくても，「ここで1点が取れているね。他のところは残念だけどまだできてないね」という言葉をかけることができます。これによって，プリセプティの努力や行動をきちんと承認する関わりが，プリセプターの行動として実施されます。

# 動機づけのための指導の実際

## やる気をそぐコミュニケーションに注意

　内発的動機づけには，個人の決定権を保証することが重要であることは先に述べました。しかし，プリセプティの今後の体験を丁寧に予想し，それに基づいた的確な計画を立てて関わっていたとしても，それがプリセプティにとって「自分に決定権がまったくなく，言われるままに従うだけ」であるとすれば，内発的動機づけに基づくモチベーションは高められないことが予想されます。

　人には，「絶対に……をしなければならない」と意思決定の自由を奪うようなコミュニケーションをされると，無条件に指示に逆らいたくなるような感情が生じ，まったく逆の行動をとりたくなる感情があります。この心理的な反発は「リアクタンス」と呼ばれています。たとえば，勉強しようと思っていたところに，親から「勉強しろ」と言われた場合に，勉強するどころか逆に反発して勉強しなくなる経験がだれでもあるでしょう。これは，自分から進んで勉強するという行動の自由を，親によって脅かされたために生じるリアクタンスです。

　つまり，プリセプティに対して，必要以上に「……について勉強してね」「……

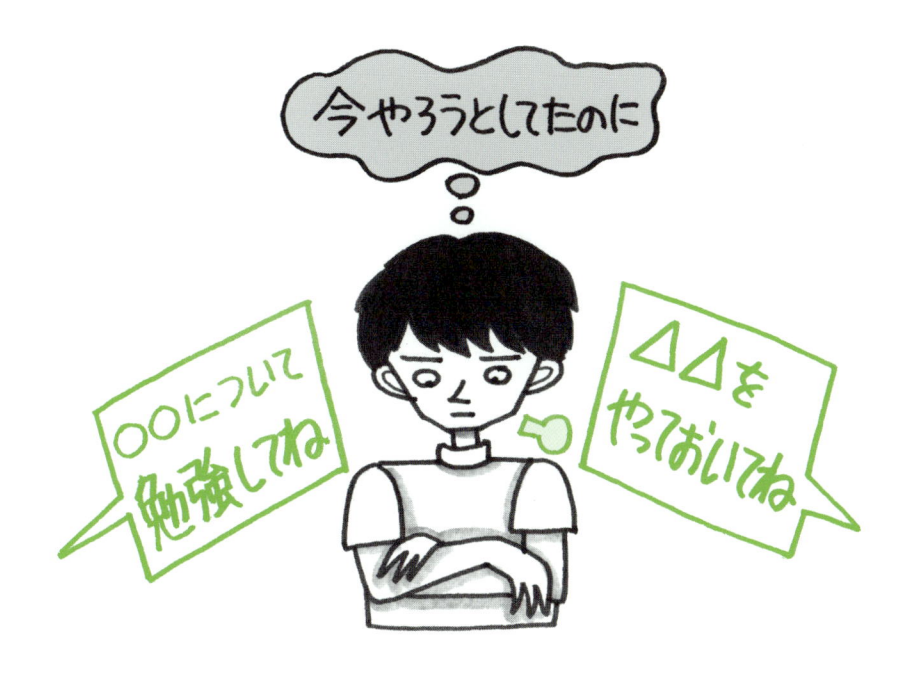

をやっておいてね」とプリセプターが先手を打って指示することは，プリセプティの「自分が決める自由」を奪ってしまい，リアクタンスが生じて「やらされ感」を強めてしまうことになります。このリアクタンスは，すべての人が持っている基本的心理特性なので，あらゆる人が感じて当然のことなのです。

## 効果的な関わり方を徹底する

なるべくリアクタンスを生じさせないようにするには，価値観を押し付けるような関わりを極力避けることです。そのためには，先に述べたようなリフレーミングできる柔軟な視点を持ち続けることと，次のような提案型のメッセージが有効です。

- 「これは私の意見だけれど，○○○と考えてみてはどうかしら？」
- 「○○○のためにはどんなことができそうだろうか？」

このような提案型のメッセージを発信することを基本行動として全員が徹底することが有効でしょう。

[参考文献]
1) 高木修（監修），田尾雅夫（編集）：シリーズ21世紀の社会心理学2　組織行動の社会心理学．北大路書房，2001．
2) クレイア・コンサルティング（著）：「やる気」の構造．同文舘出版，2003．
3) Florence Myric, Olive Yonge（著）：Nursing Preceptorship ; Connecting Practice & Education. Lippincott Williams & Wilkins, 2004.

## Column モチベーションマネジメント

### やる気をどうやって引き出すか

　ハーズバーグはアメリカを代表する経営理論家である臨床心理学者です。1968年に彼がハーバード・ビジネス・レビューに発表した「One More Time : How Do You Motivate Your Employees？」は現在までに100万部以上増刷されており，記録的ベストセラーとなっています。彼が提唱した衛生理論（二要因理論）は「人には動物的な欲求や経済的欲求（衛生要因あるいはメンテナンス欲求）と心の奥底の向上心を満たす欲求（動機づけ要因）がある」というものです。つまり，人はものやお金だけでは動かない，そのものの持つ面白さや意味がやる気につながるというものです（▶66ページ参照）。

　ここでは，『モチベーションマネジメント』から，動機づけ要因をベースにして展開されているモチベーションマネジメントの，特に実践における具体的手法を紹介しましょう。仕事の面白さや意味を感じられるようにするには，実践の中でさまざまな工夫や仕掛けが重要であることが実感できると思います。

**ゴールセッティング効果**：適正なゴールの設定，つまり7割ぐらいの達成確率がある目標を設定することが重要になる。
**ラダー効果**：はしごや階段を下の段から順番に上っていくイメージで課題を設定することが有効である。
**リンク効果**：自分がやっている細分化された仕事だけでなく，それが次にどのように活かされ，どのように展開されていくのかが理解できるように工夫する。
**コミットメント効果**：意思決定に参加させる。さまざまな場面で対象者が自分自身の意見を表現する機会が与えられるようにする。問いかける。
**リクルーティング効果**：採用活動に参加することで初心を思い出し新たな気持ちになることができる。
**ロールモデル効果**：あの人のようになりたいと思えるロールモデルを設定する。
**オンリーワン効果**：1人ひとりの長所を大切にすべき個性として見つけてのばす。
**ロールプレイング効果**：違う立場，逆の立場に立って物事をとらえ直すことでの新たな発見がやる気を生み出す。
**ライバル効果**：競争する相手や競争する機会を設定する。
**オプション効果**：自己選択の機会を与える。自分自身が選べるという感覚の重要性。
**サンクス効果**：貢献したという実感を持たせる。直接的な感謝や評価のフィードバック，間接的なフィードバック。
**スポットライト効果**：名前を取り上げられる機会を設ける。
**ナレッジ効果**：どんなところでも通用する共通性のある力として仕事で身につける能力を再評価するようにする。たとえば慌ただしい看護現場に対応することにより，コミュニケーション能力や問題解決能力が身についていくというとらえ方。
**マイルストーン効果**：途中目標を細かく立てることで達成感を感じやる気につなげる。

　こうやって具体的な手法として取り上げると，そのすべてがコミュニケーションや自己概念，役割期待，コーチング，ファシリテーションなどの概念でも説明されるものであることが容易に理解できます。もちろん1つひとつのアプローチを単純に当てはめるだけでは，何の解決にもなりませんが，他者に対してやる気を引き出すような関わりを具体的行動として考える際には，多くの理論解説以上にとても参考になるのではないでしょうか。

### もっと詳しくモチベーションマネジメントを学びたい人には……

▶ 『モチベーションマネジメント』（小笹芳央　著，PHP研究所，2002年）
▶ 『動機づける力』（DIAMONDハーバード・ビジネス・レビュー編集部，ダイヤモンド社，2005年）
▶ ＜PHPビジネス新書＞『モチベーション・リーダーシップ　組織を率いるための30の原則』（小笹芳央　著，PHP研究所，2006年）

## 11月・12月
# 経験の内容と役割期待が変化してくる時期の学習サポート

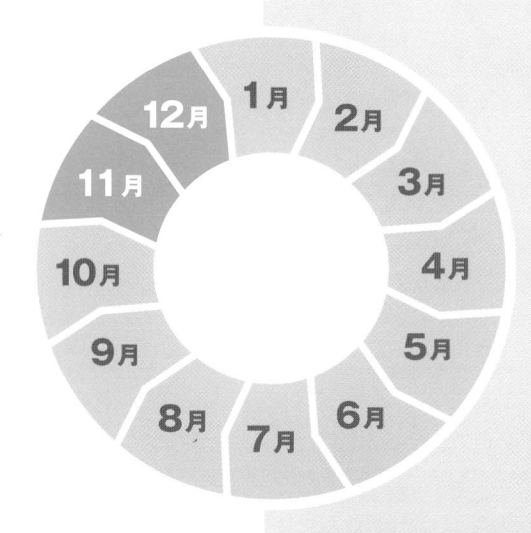

### 11月・12月のプリセプティの学習に対するサポートの基本計画

#### この時期の問題・課題・ポイント

- 看護チームの一員としてのさまざまな役割を果たす機会も多くなり，プリセプティに対する多様な期待がプリセプターを迷わせる。

#### この時期プリセプターに必要な学習サポート活動

- 期待される結果は強制しても得られない。「こうあってほしい」という期待を「こうあらねばならない」という固定観念にしないことが重要。
- ポジティブフィードバックの原則とともに「擁護者」役割が重要。
- 看護メンバー1人ひとりの価値観や考え方任せでは，プリセプティへの的確な学習支援は不可能。
- プリセプティの実践経験を未来志向でポジティブに振り返る方法を，看護メンバー全員で意図的に実践する。

#### キーワード

- 擁護者
- 期待とプレッシャー
- 失敗からの学び方

11月・12月　経験の内容と役割期待が変化してくる時期の学習サポート

# プリセプティへの
# プレッシャーが高まり
# 学習サポートに混乱が生じる

　入職して半年以上が過ぎ，プリセプティも実践現場でのさまざまな経験を重ね，その成長を実感し始めるのはまさしく秋，この時期でしょう。プリセプティの成長が実践のなかで実感できることは，プリセプターや周囲の看護メンバーの大きな喜びである一方で，プリセプティ自身にとっては，また新しい役割や，より大きな責任を意識することでもあるのです。

　ここでは，プリセプティの成長と周囲の看護メンバーからの期待の乖離が表面化するこの時期の特徴を，典型的な事例から考えます。

### 事例　「あるべき新人」という呪縛

　プリセプターのサポート役である橋田さんは，プリセプターの千葉さんのいつになく元気ない様子が気になって声をかけました。

橋田●お疲れさまでーす。
千葉●あ……，お疲れさまです，橋田さん。
橋田●どうしたの？　千葉さん，なんだかいつもと違ってちょっと元気がないみたいだけど？
千葉●私，もう，加藤さんをどう指導したらいいのかわからなくなってきました。
橋田●何かあったの？
千葉●実は，プリセプティの加藤さんが担当する退院指導を午後一番に近藤さんに確認してもらったんです。そうしたら，さっき加藤さん，事前学習も病棟パンフレットに目を通しただけのようだし，自分で積極的にいろいろ調べている様子がないと指摘されちゃったんです。
橋田●そんなことがあったんだ……
千葉●近藤さんからは，加藤さんのやる気のない態度は問題じゃないかって……。半年経って少しは病棟にも慣れてきているはずだから，いつまでも教えてもらうのを待つのでなく，もっと自分でやる気をもってやってもらわないと成長しないと思うと言われました。プリセプティ

の業務に対する姿勢や学習態度は，プリセプターがしっかりと指導することが必要だと指摘してくださったんです。

**橋田**●近藤さんがそこまで言うのは珍しいね。

**千葉**●ええ，いつも怒ってばかりいるような他の先輩だったらともかく，あのもの静かな近藤さんからそういうお話だったので，きっとよっぽどのことじゃないかと思いました。私の指導が足りなかったことをしみじみ思い知らされて，へこんでいます。いままで，事前学習のこととか，一緒に準備しながらいろいろ話していたから，加藤さんその辺のことは理解してくれていると思っていたんですけど……はぁ……。

確かにそうですよねー。今日は朝から緊急の転入があってものすごくバタバタしている中で，近藤さん，加藤さんの退院指導を確認してくれたんですよ。これだけ忙しいなかで一所懸命に関わってくださってるんですから，加藤さんもたいへんだとは思うんですが，そのあたりもうちょっと何とかならなかったのかなぁ，正直ガックリです。

**橋田**●まあまあ，そんなに落ち込まないで。今の新人さんは医療事故のこととかで緊張も高いし，学生の時の実習でも処置とかあんまり体験できないから，いろんな意味で厳しいことが多いと思うよ。きっと加藤さんも彼女なりに一所懸命なのよ。

でもさあ，私が新人の頃は翌日に患者さんへの検査説明とか患者指導があるってときには，とりあえず文献という文献を集めて，まあ，結局，集めて終わったみたいなところもあったけど，精一杯，事前学習していこうっていう意識だけはあったけどね。最近の傾向なのかもしれないよね。

**千葉**●そうなんですね。私だって，1年目はできないことばっかりでしたけど，とにかく準備だけは一所懸命しようと思ってそこは努力しましたよ。今年3年目になってやっと，あのときいろいろとやっておいてよかったなぁと思うんです。新人だしいろんなことができないのは仕方ないですが，やっぱりしっかり準備する姿勢って大切ですよね。確かに大変だけど，新人の時から身につけておく基本的態度ってありますよね。これって，どうやって加藤さんに気づいてもらったらいいんでしょう？

**橋田**●やっぱり，自己学習がしっかりできてないと退院指導もうまくいかないだろうし，指導の不十分だった点を丁寧に振り返ってもらって，何が足りなかったかをきちんと確認していったらいいんじゃないのかなぁ……。あ，でもそのときに，千葉さんがいろいろと指摘するんじゃ

なくて，本人に振り返って考えてもらうことが大切だよね。
**千葉**● わかりました。気づくのを待つっていう関わりですね。今日は病棟も落ち着かないので，明日以降の早い時期に，加藤さんと事前学習や心構えについて考える機会を持つことにします。やっぱり，ここでしっかりした学び方を身につけてもらわないと！　ですよね。
**橋田**● そうそう。がんばってね。近藤さんには，私からも『いいフィードバックをしてもらえたから，それをもとに千葉さんがプリセプティに指導することができる』と伝えておきます。加藤さんのことも，私で手伝えることがあったらいつでも言ってね。
**千葉**● はい，いつもありがとうございます。ちょっとやってみます。

　後になって橋田さんはそれぞれのスタッフがプリセプティに望んでいる姿が，実は自分勝手な理想像のように思えてきました。5年前の自分を振り返って，「必死でやった」という感想は残っていても，「果たして他の人にはどう見えていたのかなぁ……。今の加藤さんの態度や姿勢とどれだけ違っていたのか，ずいぶんとあてにならないなぁ」と思えてきました。

# 成長とともに過大になりがちな役割期待

## 周囲からのバラバラな役割期待がプリセプティを追い詰める

　事例のように，同じ病棟で看護をしている看護メンバーのなかでも，この事例に登場するそれぞれのように，1人ひとりが抱いている「この時期のプリセプティとして望ましいと思う行動」は，似通っている部分があっても，まったく同じではありません。

　特定の役割に対する「こうあるべき」という考え方は，個人の経験や価値観に大きく影響されます。1人ひとりの人生経験や臨床での看護の体験はもちろん異なっているのが普通ですから，このような違いが生じてくるのは自然なことなのです。これは，自己や他人をどう認識するかという人間の自己概念に関する基本的特性が影響しているのです（▶39ページ参照）。

　このため，「こうあるべき」という個人の価値観と，「このプリセプティにはこの時期ここまでの到達目標の設定が妥当だ」という総合的な学習サポートに対する考え方は，常に看護メンバーで共有し合って，調整していくことなしに自然とうまくいくということはありえません。

　現在，多くの現場で，人によってバラバラに示される「役割期待」によって，プリセプターとプリセプティの双方が強いストレスにさらされている実態ではないでしょうか？

　逆に言えば，周囲の先輩看護師たちが意識せずに自分の思う「こうあるべき姿」を話すことでさえも，プリセプターとプリセプティに強いストレスを与えていることがあると思われます。人間は他人からの期待に応えて自分の価値を上げ，自己概念を強化したいという心理的な特性を持っています。このため，まじめで熱意のあるプリセプターとプリセプティであればなおさら，あらゆる人の期待に応えられないことは，「役割を果たせない」自分として，自分を否定する非常につらい体験となり，強いプレッシャーを感じることになるのです（▶59ページ参照）。

11月・12月 経験の内容と役割期待が変化してくる時期の学習サポート

## 無意識に抱いている「こうあるべき」という呪縛

　新人看護師という役割に対する期待は,「新人なんだから,やる気を見せるべき」「新人は自分から勉強するべき」などと,過大なものになってしまいがちです。

　特に,「新人は自ら進んで前向きに取り組み,教えてもらうのではなくて,自ら学ぶべき」であると考えるタイプの人や,与えられた課題に対して事前準備に最大限の努力を払ったという経験をしてきた人は,他者に対しても同じような行動を期待し,同じような行動を高く評価する傾向があると言われています。

　また,自分が努力した結果であろうがもともとであろうが,現在できていることについては,人は無意識のうちに,他人のできていない部分に注目してしまうという心理的特性を持っています。

　つまり,自分に厳しい人は人にも厳しく,他人の欠点は見えやすいということが心理的にも言えるのです。

　多くの看護師は自分自身にとても厳しい傾向があります。そもそも,看護師という職業の特性としても,複雑な計画に基づいた観察などによって,異常を早期に発見することが重要な役割です。すなわち,「うまくいっていないこと」を発見するトレーニングを日々の業務のなかで行なっていると言ってもいいでしょう。そんな思考の特徴は,気づかないうちに「あ,できていない」というプリセプティに対する不適切な対応につながりかねません。そしてそれが,学

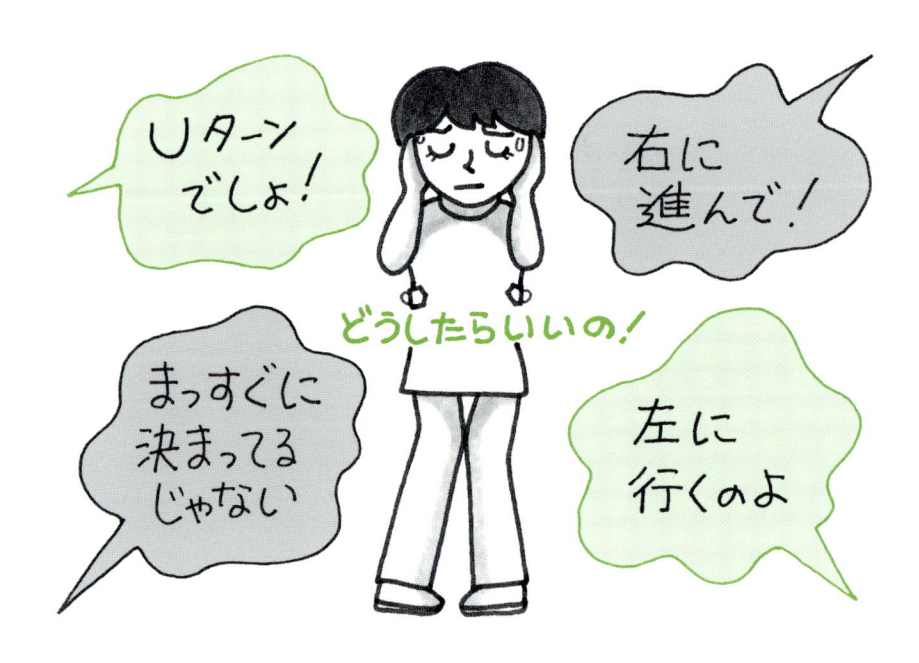

習支援に結びつかない否定的な行動という印象を与えることもあるのです。

　これらの心理的特性や，役割への期待に潜んでいる心理学的傾向などをしっかりと自覚していないと，「新人さんがこうあってくれたらいいなぁ」という期待は，「新人さんはこうあってほしい」から「新人はこうあるべきだ。私はこうだった」という方向に膨らみがちです。そして，その姿勢はプリセプティを指導する際に，特定の価値観を含んだプリセプターの役割として「こうあるべき」という思考に固定してしまいかねません。

　プリセプターにしてみれば，尊敬や憧れの対象であり，好ましいと思っている他の看護メンバーから，「こうなってほしい」と期待されていると思えば，なおさらそれに向かってがんばろうとするでしょう。しかし，プリセプティにとっては，このようなプレッシャーはきわめて大きなものとなり，この時期これまでにない新たな心理的圧迫を感じる場合もあるのです。

11月・12月 経験の内容と役割期待が変化してくる時期の学習サポート

# 期待が高くなるほど必要なゆるぎない擁護

　役割期待に関する解釈をもとに，現場でプリセプティに接する機会のあるすべての看護メンバーが，どのように関わるかという行動化を考えることが重要になります。支援する立場にある私たちが，これまでとは違った行動をとっていかない限り，変化は起こらないからです。自分たちのなかにあるすでに形成された「こうあるべき思考」に振り回されずに，プリセプティの崩れ落ちそうな自信を支え，健全な自己概念を守るためにはどうすればよいのかを考えてみましょう。

　「こうあってほしい」という役割に対する期待が高くなればなるほど，その期待を100％達成できなかったときに，指導側がどのように接するかが重要になります。何よりも大切にしたいのは，プリセプティを擁護するプリセプターの役割です。プリセプティの側に立つ，プリセプティの考えや思いを大切にしているという態度を，行動としてプリセプティにわかりやすく示すことがポイントになります。

　具体的には，次のような行動です。

- ゆったりとした動作や話し方をする
- プリセプティのほうに体の正面を向けて，顔・目を見ながらうなずくなどの積極的な関心を払う態度を確実に実施しながら会話する
- 結果の良し悪しにかかわらず，プリセプティの考えていたことや感じていることを知ろうとする。それを言語化する，穏やかに見つめるなど態度として示す
- 具体的なアドバイスをする場合，ポジティブフィードバックを原則として，良かった点，できていたところを肯定的に表現してから，修正すべき点を具体的に伝える

# うまくできなかったこと・失敗からの学び方

### 「振り返り」のリスクを知る

　指導する側は，もう起こってしまった過去の出来事について，「不十分だった点を丁寧に振り返る」ことを意識的に行ないます。しかし，失敗からの学び方として，そもそもこの焦点の合わせ方はあまり効率的とは言えないでしょう。なぜならば，いくら努力をしても結果を変えられない過去の事象については，プリセプティにとって，できなかった自分に直面するだけのつらい作業になる場合があるからです。

　すでに述べたような周囲の役割期待に応えようとする思いがあれば，その傾向はいっそう強くなるでしょう。自身の行なった過去の実践に対する「振り返り」は，実践を意味づけるうえで大切な作業なのですが，同時に，自己像を脅かされることになりかねないリスクを含んでいるのです。そのため，現実を直視するというやり方は，自分自身の失敗を認めることができなかったり，原因をすりかえたりする「防衛機制」を生じさせてしまうこともあります。

　プリセプティへの学習支援においては，私たちの期待する姿と違っているという「"間違い"に気づいてもらう」ことはゴールではありません。「望ましい行動をとることができるようになる」ことが，最終的なゴールなのです。そのために必要なのは，「次にどう活かすか」という思考であり，同じような場面にこれから先に出会ったときには，失敗しないためにどうすればよいかをお互いが見つけることが有効なのです。

　だからこそ，私たち指導する側の心理的特性も十分に知ったうえで，プリセプティが心理的なストレスを必要以上に感じることなく，現実を認識する「方法」を前面に出した介入が有効になるのです（▶89ページ参照）。

### 未来志向のポジティブな計画と実行にシフト

　プリセプティに未来に対する考えを問うことで，過去の出来事の振り返りをしっかりとしてもらうことが可能となります。たとえば，「次回，同じような指導や処置・検査などを行なうときには，どのような準備や心構え，ポイントの把握をすることがよりよい結果をもたらしそうか？」とプリセプティに質問するのです。

その際には、これまでにプリセプティの行なった事前学習などの準備が的確だったこと、うまくいったことが意識できるように、焦点化してプリセプティに質問します。たとえば、「うまくいったのはどんなやり方だった？」「苦手なのに大失敗しなかったのは何がよかったんだろう？」という問いかけ方を心がけましょう。うまくいったこと、成功したことを振り返る作業は決してつらくありません。だから、うまくいったこと、成功したこと、失敗を回避した方法とセットにして、うまくいかなかったことを振り返ります。

　おそらく、プリセプティだけでなく、10年の臨床経験を誇る看護師にとっても、「過去の失敗だけを振り返る作業」は過酷な体験です。そんな嫌な体験を建設的な未来志向に切り替える作業を行なうことで、自分自身を痛めつけるようなストレスをかなり軽減することができるのではないでしょうか。

# ステップアップのための
# お互いの学び方のヒントとは

### 挨拶・声をかける

　事例の冒頭では，担当しているプリセプターのちょっとした変化を率直に言語化し表現した問いかけで，橋田さんからの積極的な関心を感じた千葉さんは，その後の発言を続けることができたと言ってもいいでしょう。

　その日，最初に顔を合わせたときに，相手の目を見ながらにこやかに挨拶する。廊下でのすれ違いや，処置室などで接するときに「どう？　元気？」と声をかけるなどの態度は，コーチングの"承認"の1つであり，対象者を尊重する具体的な行動の1つです。その日出会ったときの印象は，1日のお互いの関係を左右する重要なものです。

　また，音声や文字情報とは異なって，視覚からの情報は印象の8割近くに影響していると言われています。つまり，ちょっとした態度が想像以上に大きな影響をプリセプティに与えることもあるのです。だからこそ，特に看護実践現場でのOJTにおいて，指導する立場に関係するすべての看護メンバーが，基本的に身につけておきたいのが，この「積極的な関心を持っている」という印象を相手に与えられる行動なのです。

### 攻撃や放任と受け止められないために

　前述した失敗の振り返り方も，実践現場においてうまく展開するためには，すべての看護メンバーがこのプリセプティに対する積極的な関心を常に行動化していくことが非常に重要です。「プリセプティのためを思って」という理由で，攻撃されている，あるいは放任されているような印象を与えるような行動をとることが，決定的にプリセプティを傷つけるような場合もあるのです。

　たとえば事例のように，「ちゃんと自分で勉強して自分で成長しなさい」という関わりは，ともすれば自律的態度を養うという名の放任として，何もしない都合のいい理由になってしまうことさえあります。指摘を受けた出来事に対して，プリセプティをほうっておくのではなく，事例の千葉さんのように，少し経験が多い先輩という立場でともに考える機会を持つことは，新人看護師の成長にとって非常に意味あることなのです。それが，ただの脅威になってしまわないよう，ちょっとしたヒントによって乗り越えることが可能です。

そのためにも，「プリセプティの個性に合わせて教育的な指導を……」といった抽象的な内容でなく，「この時期，すべてのプリセプティに話しかける際には，その内容にかかわらず，相手の傍らに立って，できる限りゆっくりと，プリセプティの顔を見ながら，まずできていることを伝え，その後で修正すべき点を伝える」といった具体的な行動を依頼していくことが有効でしょう。

[参考文献]
1) 高木修（監修），土田昭司（編集）：シリーズ21世紀の社会心理学1　対人行動の社会心理学．北大路書房，2001．
2) 高木修（監修），田尾雅夫（編集）：シリーズ21世紀の社会心理学2　組織行動の社会心理学．北大路書房，2001．
3) 遠藤辰雄，井上祥治，蘭千尋（編著）：セルフ・エスティームの心理学——自己価値の探求．ナカニシヤ出版，1992．

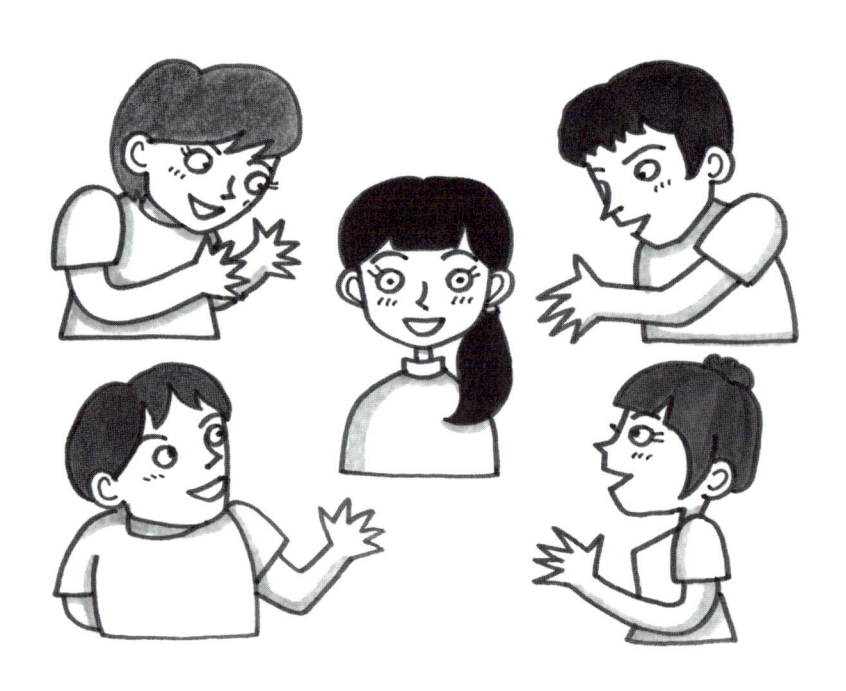

## Column 認知的不協和と互恵規範
### プリセプティの成長を脅威や不快に思う心理的メカニズム

　プリセプティの成長を実感できる言動を実践現場で目にすることは，プリセプターにとって大きな喜びです。しかし，プリセプティがプリセプターと異なった意見を明確に主張するような場合，それが十分な学習に基づいて根拠があるものであればなおさら，プリセプターは強い心理的ストレスを感じることがあります。一見矛盾するようなこの現象について，心理的なメカニズムから詳しく見てみると，指導者の陥りがちな落とし穴の1つに気づくことができるはずです。

　私たちは，「プリセプティらしさ」「プリセプターらしさ」のような役割期待や，ファシリテーションやコーチングなどの対人関係スキル，プリセプターシップや指導に関する知識などを通して，プリセプターとしての自分自身と他者の関係性をつくり上げていきます。プリセプターが，プリセプティや他の看護メンバーに対してどのように行動するかという意思決定には，プリセプターである自分自身をどのようにとらえるかという自己概念が大きく影響しています（▶39ページ参照）。

　すでに形成されている自己概念と矛盾するような出来事を認知すると，その自己概念と実際の認知の間に一貫しない状況が生じます。このような不一致が「認知的不協和」（フェスティンガー，1957）で，人はこの状況にとても強いストレスを感じ，それを修正するためにさまざまな行動をとることが知られています。

　たとえば，プリセプターとしての自分の役割を，「プリセプティの実践の不十分な点を指摘し修正することだ」ととらえている人は，「プリセプティよりもすべての点で自分のほうが優れているべきだ」というイメージを持っている場合が多いと考えられます。このような自己概念が形成されていると，プリセプティから「あなたの意見には賛成できない」というメッセージを受け取った場合に「認知的不協和」の状態が生じると考えられます。このため，プリセプティの主張が正しいかどうかに関係なく，プリセプターは自分の立場が脅かされるような強いストレスを感じます。

　このような場合に，自尊感情（self-esteem）が高い人は，たとえネガティブなフィードバックを受けても，「思い当たることがある」と受け止め，改善点を探す行動をとりやすいと言われています。つまり，プリセプターが高い自尊感情を持っていれば，自分自身の指導やコミュニケーション方法を修正するというアイデアも出てきますが，自尊感情が低いと，「プリセプティはもともと反抗的な性格だから」「何も考えずに反対している」など，現象の意味を歪めるような認識を行なったり，プリセプティに対する脅威や否定といった不快な感情が急速に高まったりする場合もあります。

　また，プリセプターの思いとして，プリセプティに対してアドバイスや支援をしてきたという自覚が高いほど，プリセプティから感謝や尊敬のこもった態度，賞賛の言葉などの「見返り」を期待することが，人間の正常な心理として起こりがちです。これは社会的交換理論の中の「互恵規範」（グルードナー，1960）と言われる概念です。「これまで，たくさんサポートしてあげたのだから，尊敬してくれても反対するなんて信じられない」。こう考えるのは，人間の心理メカニズムとして十分に起こることなのです。

　これらの不快な感情は，さらにプリセプターの自己概念に影響を与えます。プリセプティに対する態度として，「常に支援的な態度で接する」「優しく接するべき」と思っていればいるほど，その自己概念との一貫性が保てないために，さらなる「認知的不協和」が生じストレスとなる，という悪循環が起こることもあるでしょう。このストレスは非常に大きいので，それを低減するようなマネジメントはとても重要な課題です。

　自分自身に対する肯定的な気持ちである自尊感情を高く持つためには，人間の基本的特徴として「プリセプティへの否定的な感情」も当然の心理として理解することが重要です。そして，プリセプターがプリセプティの成長に応じた新しい行動も安心して選択できるような「自尊感情を強化する支援＝ポジティブフィードバック」の意味を改めて理解することができるのではないでしょうか。

**もっと詳しく認知的不協和を学びたい人には……**

▶ 『ストレスの心理学［認知的評価と対処の研究］』（リチャード・S・ラザルス，スーザン・フォルクマン 著，本明寛，春木豊，織田正美 監訳，実務教育出版，1991年）

▶ 『セルフ・エスティームの心理学　自己価値の探求』（遠藤辰雄，井上祥治，蘭千壽ほか 著，ナカニシヤ出版，1992年）

▶ 『対人行動の心理学』（高木修 監修，土田昭司 編集，北大路書房，2001年）

# 1月・2月
# 評価に追われる時期の学習サポート

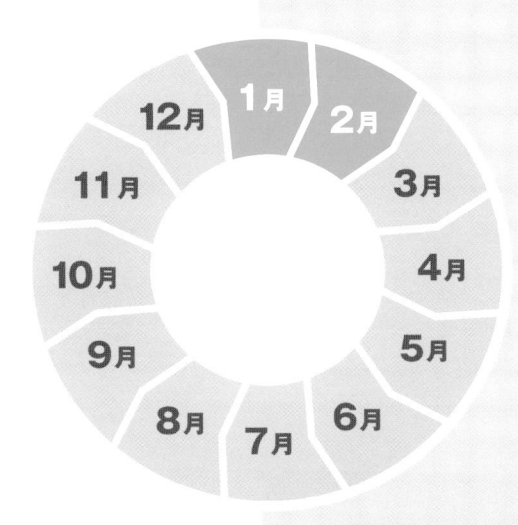

### 1月・2月のプリセプティの学習に対するサポートの基本計画

#### この時期の問題・課題・ポイント
- 次々と施設内や部署内の活動評価が行なわれる時期であり，評価の必要性とともに多くの疑問や戸惑いを感じる。
- 評価に対する負担感やプレッシャーがある。

#### この時期プリセプターに必要な学習サポート活動
- 現在位置を把握するために必要な評価
- ポジティブフィードバックの原則に則った「評価者」役割が重要。
- 看護メンバー1人ひとりの価値観や考え方任せでは，プリセプティへの学習サポートとしての評価を行なうことは不可能。

#### キーワード
- 評価者
- ポジティブフィードバック

# 評価を求められる圧力

## 何をどう評価するのかわからない

　1月以降の看護実践現場では，多くの委員会活動や年間計画で活動しているプロジェクトなどと同様に，「評価をしないといけない」という責任感に追い立てられるような時期を迎えます。

　看護実践の場で患者に対する看護介入の評価は日常的に行なっていても，教育の評価となると，「何をどのように"評価"すればよいのか」「正しい評価をしなければならない」「何が正しい評価なのか」といった不安や強迫観念にかられることが多いようです。また，評価に対して入学試験の合否判定のようなイメージを持っている場合には，特に達成度の評価をきわめて深刻に受け止めてしまい，激しいストレスや否定的な感情を抱く傾向が強いようです。

　現場のプリセプターシップにおいて，「評価をどうしていいのかわからない」「使っている評価票が正しいものなのか不安だ」といった声は，常に聞こえてきます。最近では，「プリセプターとプリセプティを追い詰めてしまうので，評価については，プリセプターから完全に切り離して別の担当者が担っている」という施設もあります。教育に対する独自の取り組みは尊重されるべきでしょうが，多くの施設で安定的な教育評価が行なわれている状態ではないようです。

　それだけに，プリセプターは評価しなければならないと焦る一方で，評価についてどのように取り組んだらよいのかという戸惑いが根強いようです。

　そもそも"評価"とは，学ぶプロセスにおける現時点での査定から，今後の方針や目標設定を行ない，それを達成するための行動を起こすためにある行為です。では，何をどのように"評価"したらよいのでしょうか。

### 事例　「何もできていない」という焦り

　プリセプターの千葉さんとプリセプティの加藤さん，先輩の橋田さんが勤める病棟では，月に1回3人で話す場を設けていますが，そろそろ師長を交えた「評価面接」を計画する時期になりました。

**橋田**●加藤さんがこの病棟に来てもうすぐ9か月目に入るのね。いろいろと大変なことも多かったと思うけれど，本当にここまでよくがんばっ

てきたよね。この前の急変時も落ち着いて動けていたと他のスタッフからも評判だったよ。千葉さんもだと思うけど私もとても嬉しいです。
加藤●はあ……ありがとうございます。これまで急変に何回かあたったんですが，この前のときは自分でも落ち着いてできたと思いました。
橋田●そうなの。自分でも成長を感じることができると嬉しいわよね。加藤さんのこれまでの努力の成果だよ。
千葉●（笑顔でうなずく）
橋田●そろそろ後半期の教育計画を検討するために，一度師長を交えて評価面接を行なう予定があるの。面接っていうことで特別に考える必要はなくて，できていることとこれからやっていくことに関して，評価票を使って改めて確認していくことで現状を把握することが一番の目的。それに基づいて，これからどういう計画でサポートしていくかを検討するからね。面接の予定は2週間後ぐらいになると思うので，それまでに2人は面接の準備としてお互いに評価をしておいてほしいんだけれど，スケジュールとかどう？　大丈夫？
千葉●はい，わかりました。大丈夫です。
加藤●あっ，はいっ。

●

加藤●千葉さん，ちょっといいですか？
千葉●うん大丈夫。どうかしたの？
加藤●千葉さん，私，昨日，技術チェック表を見直してみたんです。そうしたら，あまりにもできないことが多くて……
千葉●どうしたの？　そんなことないよ。昨日，橋田さんも言ってたじゃない。この前の急変の時だって落ち着いて動けていたよって。
加藤●それは先輩たちがいてちゃんと指示してくださったからです。自分だけでできることがこんなに少ないのに，本当にこんなことでこれからやっていけるんでしょうか？
千葉●……私もちょうど今の加藤さんぐらいの時期にすっごくいろんなことが怖くなって，同期の子たちが自分よりもずっと進んでると思って焦ったことがあったよ。加藤さんに言われるまで忘れてた。
加藤●……千葉さんが……ですか？
千葉●そうそう。だからその気持ちよくわかる。評価票とか見て評価していくと，どんどん不安になってくるんだよね。私，今だって必死だよ。自分だけだと自信のない処置とかも実は結構あるし。
加藤●……そうなんですか。

## 1月・2月 評価に追われる時期の学習サポート

**千葉**●でも，ちゃんと評価しないと，結局，自分のことわからないままだよね。私がそうだったから……評価もやっていくと慣れてきて怖くなくなったの。それに，あの評価票って，全部できることを目指すためのものじゃないから。できることとできないことを区別することからスタートするんだもん。考え方，ちょっと変えてみてもいいんじゃないかなぁ。

**加藤**●そういうふうな考え方もできるんですよね。ちょっと気が楽になったように思います。ありがとうございました。

●

**橋田**●何かあったの？　2人で真剣に話してたけど。

**千葉**●実は，加藤さんから相談があったんです。技術チェック表をじっくり見てすごく不安になったようで，できないことばっかりで怖いって。

**橋田**●そんなことがあったんだ……。それで，千葉さんはどう答えたの？

**千葉**●加藤さんに言われて私もちょうど新卒の今頃同じように不安だったことを思い出したんです。自分が体験したから，そのことを加藤さんに話すことができたし，率直にがんばってっていう気持ちでアドバイスできました。
　でも，加藤さんって結構マイペースで，評価とかそんなことあんまり気にしないのかなって印象もあったので，意外だったし，逆に，もっと加藤さんの気持ちをわかって手伝ってあげたいと思いました。

**橋田**●すごいね千葉さん。プリセプターだからこそできる指導だと思うよ。

**千葉**●えへへ，なんだか恥ずかしいです。でも，評価ってすごく怖いですよね。今年3年目になってやっと，あのときの評価の大切さっていうのがよくわかるんですが，自分もそうだったように，加藤さんも評価ですごく追い詰められると思うと……うーん。でも，やっぱり評価って大事なんですよね。

**橋田**●これからの指導計画を考えるうえで，現状をしっかり評価するって重要だけど，評価ってたしかにプレッシャーになるよね。……私，千葉さんのがんばりを見習って，評価のことをこの機会にしっかり調べてみるね。これまでは，評価は必要だ，重要だっていうことだけを考えていて，評価にしかできないことは何か？っていう答えが見つけられていないもの……

**千葉**●……橋田さん。

**橋田**●これは，私の宿題として早速この週末に調べてみる。それをもとにもっと役に立つ評価ができるようにがんばるね。

# 改めて考える"評価"の意味

　現場における"評価"に対するイメージは，「チェックリストを埋めていくこと」から，「他の新人と比較して，この子は遅い／早い」といった印象まで，さまざまです。また，評価の際に，行動目標と関連づけようとしても，行動目標自体をどう解釈したらよいか迷うために，「これで評価できるのか？」という不安や戸惑いを多かれ少なかれ感じたことのある人は多いのではないでしょうか。

## 評価は「できた／できない」の判定ではない

　評価で最もよく用いられる用語は，「総括的評価」と「形成的評価」でしょう。一般的に，総括的評価とは，どのような学習が行なわれ，それが実践にどのように応用されたのかを評価することであり，通常はペーパーテストや技術テストによって行なわれます。一方，形成的評価は，一連の学習や経験を通して評価対象者がどのくらい進歩したかを確認するプロセスだと言えます。

　評価を行なう最大の目的は，プリセプティやプリセプターが，プリセプターシップを実践において展開するなかで，困難と考えていることを"診断"することが可能となり，どのように行動を変えていけばよいかを考えることなのです。つまり，プリセプティやプリセプターが脅かされることなしに，自分の長所，短所となる分野への洞察を深めることを可能にし，さらに次にどのような学習をすればよいかが導かれることが必要なのです。

　とすると"評価"とは，現時点のアセスメントだけに終わるのでなく，これから何をするべきかという，未来に向けた行動のための準備という位置づけとしてとらえることが妥当だと言えるでしょう。したがって，過去にどれだけ何ができたか？　という評価だけでは，未来に向けての準備としては不十分であることが見えてくるのではないでしょうか。

　看護実践のなかでプリセプティが学びを重ね，それ私たちがサポートしていくというプロセスのなかでは，最終的な目標に到着するための，いわば"現在位置の表示"というべきなのが評価です。ただ現在地点の座標を把握するのではなく，それがゴール地点に対してどのような状態なのかを知らなくては，これからの進むべき方向を見出すことは困難です。

## 評価によって何が得られるのか？

　評価によって"現在位置が表示"できると，さまざまな情報を得ることが可能になります。これはカーナビゲーションをイメージすると理解しやすいでしょう。自分の現在地がわかれば，目標までの距離や方角を知ることができるので，どんな進み方をすればよいのかを決めるための情報が一気に増えます。どんなに詳しいガイドブックや抜け道攻略本を持っていても，自分がどこにいるのかを知ることができなければ，そこから先にどう進むのかを決めるのは途方もなく難しい作業になってしまうでしょう。

　"評価"は，能力査定をもとに，できていないところを1人で実践可能とするために，今後の方針や目標を設定し，それを行動化するために存在するのだということを再確認できます。

　一般企業の新人職員を対象とした調査によると，指導に対する要望として，「できていることを認めて，できていないことをしっかり指摘してほしい」が最も多く挙げられるそうです。この調査結果から，新人職員は自分の"現在位置"を知ることを望んでいるということもはっきりと見えてきます。現在の新人看護師の世代は，私たちが考えるほど自分自身の能力と要求される能力に対して甘い認識を持っているわけではないのです。

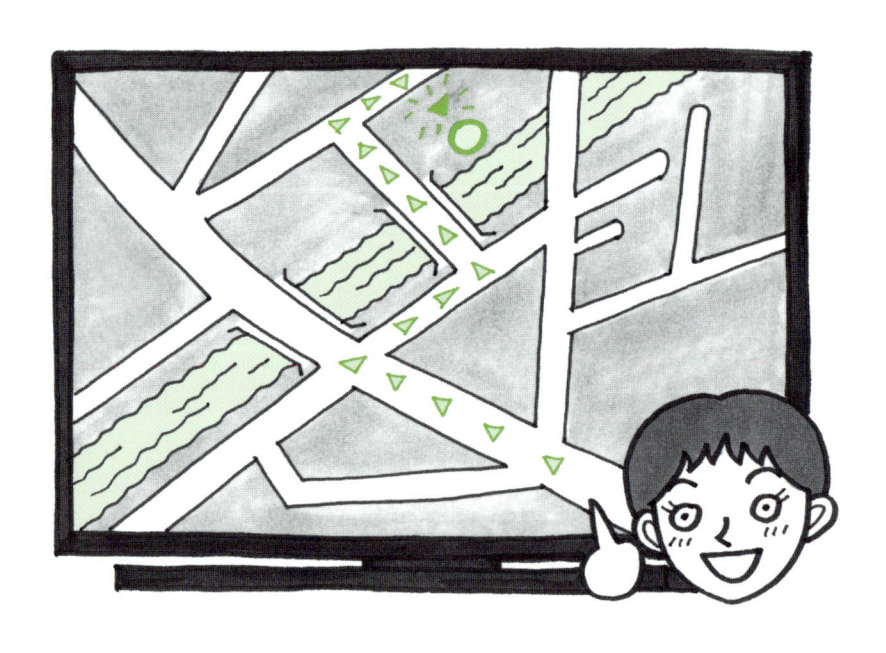

# 評価そのものより
# 評価結果の活用の仕方が重要

## 目標に対する現在位置がわかる評価方法か？

　実践を通してプリセプティが学びを重ねていくプロセスにおいて，最終的な目標に到着するための"現在位置の表示"が評価であることをふまえると，何を評価するかは，何を目標とするかとイコールであると考えることができます。

　しかし，実際は，プリセプティの到達目標に関して，長期的な目標は見えていても，短期の目標設定は具体的でない場合が多いのが実情です。そのため，知識・技術・態度のチェックリストが幅をきかせることとなり，項目ごとに○か×か，「できている」か「できてない」という非常に大雑把なとらえ方でプリセプティを"評価"してしまうことがあります。また，何をどのように評価してよいかわからないという不安から，「あれができていなかったね」「これはここが足りないね」と自分の目についた点だけをプリセプティに指摘して終わってしまう場合もあるでしょう。

　その結果，「何をもって○なのか／×なのか」「指摘した内容でよかったのか」という不安と，言いようのない不全感がプリセプティにもプリセプターにも湧き上がるようです。

　具体的には，現在使用している評価票やチェックリストを，"現在位置の確認"という視点から意識して記入してみてはどうでしょうか？　現在位置がわかる内容かどうかという点から，評価ツールそのものの確認としても評価は有効だと思われます。同時に，このような使い方によって，プリセプティに対する見方と，評価の活用に対する意識は確実に変化してくるでしょう。

## 今後の方針や目標に向かって行動するために

　評価の重要性を意識するあまり「評価をきちんと行なうことが，そのままよい指導につながる」かのような感覚に陥ることがないでしょうか？　また，「評価を行なうからプリセプターとプリセプティを精神的に追い詰めてしまう」「私は人を評価できるほどの人間ではない」という思いにとらわれることがありはしないでしょうか？

　繰り返しになりますが，評価そのものは，"現在位置の表示"でしかありません。評価にどのような意味づけをして，どのように展開していくかは，それ

## 1月・2月 評価に追われる時期の学習サポート

を活用する側にかかっています。"現在位置の確認"をその根拠である目標とともに理解できれば、プリセプティは、何を学ぶべきか、次に強化したいところを根拠に照らして、自分自身で考えやすくなります。プリセプティなりに、確実に看護技術を行動レベルとして身につけることができるように、必死になって学びとろうとするはずです。

　そのときに、どのように学習すればそれが可能になるのかを、プリセプティに寄り添って一緒に方針や目標を定め、具体的に支援できるのがプリセプターです。どの書籍が参考になるのか、その技術をマスターするにはどこで練習できるのか、どの患者さんを受け持てばよいかなどといった学習の方法を、1つひとつプリセプティとともに創っていくのです。

　このようなプリセプターの支援により、プリセプティは受身ではなく、自分で判断し決断して、自分なりの方法で学びとっていくに違いありません。

　実際に多くの看護現場には、看護師が互いの教育力を発揮するのを妨げる慢性的な忙しさ・人員不足や絶え間ない緊張など、多くの課題が山積しています。これによって、看護師が互いの教育力を発揮するのが難しくなっているのも事実です。それらの影響もあり、評価そのものではなく、その活用の仕方、つまり、どのように評価を共有していくか、あるいは「具体的な目標設定＝個人にあった細やかな評価」、モチベーションを維持できるような評価のフィードバックなどが適切でない状況が存在しているのかもしれません。しかし、評価は次の学習に活用してこそ真価を発揮するのです。評価を活用するためのさまざまな工夫は、プリセプティの次の学習を確実に豊かな内容に変化させるでしょう。

# プリセプティを伸ばすための
# 発展的なフィードバックのために

### 評価面接の目的

　"評価"や"評価面接"という言葉を耳にしただけで緊張してしまうのは，プリセプティだけでなくプリセプターも同様でしょう。そのため，頭の中では"評価"の意味を理解し，どうすべきかという行動がわかっているつもりでも，いざ実際の"評価"となると，自分自身にもプリセプティにも厳しいものになる場合があります。

　そのような場合，プリセプターをサポートする役割を持つ看護師が，事例の「できていることとこれからやっていくことに関して，評価票を使って改めて確認していくことで現状を把握することが一番の目的。それに基づいて，これからどういう計画でサポートしていくかを検討するからね」のように声をかけることによって，"評価"の目的がスタッフにもイメージされやすく，前向きに"評価"をとらえることができるのではないでしょうか。

　また，評価面接をする場合には，「面接の予定は2週間後ぐらいになると思うので，それまでに2人は面接の準備としてお互いに評価をしておいてほしいんだけれど，スケジュールとかどう？　大丈夫？」などと事前準備期間を設けることと，その理由をセットで説明することが重要になります。これによって面接の直前にちょこちょことチェックリストに○×をつけるような，形骸化した評価でなく，自身を客観視した"現在地の確認"がしやすくなるでしょう。

　また，このようなスケジュール決定の際に忘れずに行ないたいのが，本人たちの都合や意思の確認です。前述のように「（それで）大丈夫？」という言葉によって，プリセプターとプリセプティは自分たちの意思が尊重されているというメッセージを受け取ります。これは，コーチングで用いられる承認のスキルであり，意識的に活用していくことで良好なコミュニケーションが生まれ，プリセプティの自信や安心感を強化することにつながります（▶23ページ参照）。

### 1人ひとりのフィードバックが重要

　この時期のプリセプティの基本的な状況を看護メンバー全員が理解しておくことは非常に有効です。プリセプティは，評価に関連して非常にストレスフル

な状態におかれており，そのうえ，チェックリストを当てはめるだけの評価を実施してしまうと，「技術チェック表を見直してみたんです。そうしたら，あまりにもできないことが多くて……」のように，自分がいかにできないかに直面し，落ち込むことがほとんどになります。

　ここで，「この前の○○はできてたよ。そんなに落ち込まなくて大丈夫」と肯定的にフィードバックすることも，モチベーションを維持するために必要になります。しかし，「あれもこれもできない私は，ほんとにだめだ……」と必要以上に不安にかられている新人には，自身の体験から伝えられる実感を伴う言葉で新人の気持ちを受け止めることも効果的です。つまり，事例の後半に千葉さんが心情を話しているように「自分が新人の頃には，あなたと同じようにつらかった」というフィードバックが率直にできるのは，プリセプターだけなのです。事例の千葉さんのように「自分の体験があったから，そのことをプリセプティの加藤さんに話すことができたし，率直にがんばってという気持ちになってアドバイスできた」といった近い過去の体験からプリセプティの真のサポートができるのはプリセプターの醍醐味であり，正当な評価への道しるべになると言ってもよいでしょう。

[参考文献]

1) Florence Myric, Olive Yonge（著）：Nursing Preceptorship ; Connecting Practice & Education. Lippincott Williams & Wilkins, 2004.
2) Robert Oliver, Colin Endersby（著），小山真理子（監訳）：プリセプター・臨床指導者のための臨床看護教育の方法と評価．南江堂，2000.

## 2月・3月
# 看護メンバー全員が新たな学習サポートを創造する時期

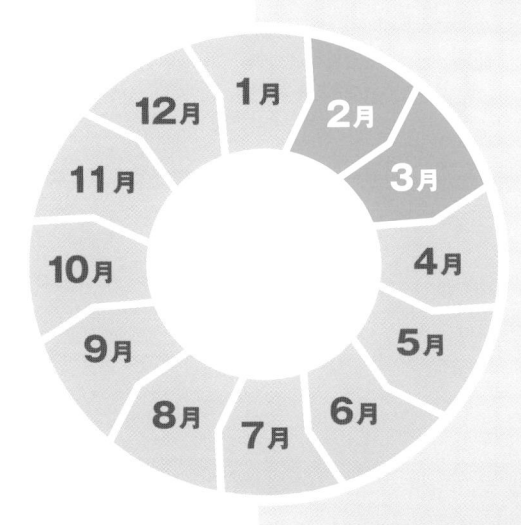

### 2月・3月の学習サポート基本行動プラン

**この時期の問題・課題・ポイント**
- 新採用者を迎えるために，看護メンバーの学習サポートを行動化するための地固めの時期

**この時期プリセプターに必要な学習サポート活動**
- 看護メンバー全員が明確なビジョンを創り上げる
- ビジョンに沿った学習サポートの明確化
- 正当な自己評価
  ▶ 自分を知り，自分を認めることの重要性

**キーワード**
- 明確なビジョン
- 正当な自己評価

## 2月・3月 看護メンバー全員が新たな学習サポートを創造する時期

# 新人看護師教育に関する ビジョンの明確化と共有

　ここまで本書を読んでくださった方が，この内容をそのまま実践で活用でき，成果が上げられるなら，こんな楽なことはありません。頭で理解していても，実際に行動として実践する難しさや，自分ではそうしているつもりでも，相手には逆のメッセージとして伝わっていることは，しばしば起こります。特に病棟内において，プリセプティを取り巻くコミュニケーションをうまく展開するには，お互いの行動を相互に確認し，改善点を共有し合える健全な関係が不可欠です。だからこそ，新人教育に病棟全体が本気で取り組むことが必要になるのです。

### 役割を明確にして全員で取り組む

　それでは，「みんなでプリセプティを育てる」といった，責任の所在がどこにあるのかわからないような取り組みではなく，かつ責任の押し付け合いでもない新人教育をするには，どうしたらよいのでしょうか？　すでに述べてきたように，病棟のすべてのメンバー1人ひとりがどんな役割を果たすべきかという個人の責任が明確にされ，それが集約された全員の取り組みによってこそ，客観的な視点や真に協働するための新たな工夫が生まれるに違いないのです。

　新年度を迎える直前の2月から3月にかけて，この病棟の新人看護師教育において最も大事な「目指すものは何か」を病棟メンバー全員がしっかりと理解し，そのうえで年間スケジュールの再調整，プリセプティの学習支援の方法の見直し，病棟メンバーの役割を確認する必要が生じてきます。

　「ビジョンは看護管理者が示すものだから，私たちにはどうすることもできない」と諦めムードを漂わせて，ビジョンができるまで待っているのはもったいない話です。

### プリセプティの学習サポートという原点に戻る

　本書では，「プリセプティが生き生きと学ぶために，どのように学習を支援するか」こそが，新人看護師教育の重要な要素であることを述べてきました。これを施設における新人看護師教育の基本となる考え方としましょう。となれば，看護メンバーは「もし自分がプリセプティなら，どういう場を設定して，声をかけてもらったら，緊張せずに先輩の話を聞けるだろうか？」「落ち着い

て技術や処置ができるようにするには，どうやって声をかけてサポートすれば，プリセプティは苦手な看護技術を自分のものにできるだろうか？」と考える機会が増えるかもしれません。

　新年度に私たちの病棟にやってきてくれる新人看護師は，自分の病棟の生産性を上げ，看護の質を維持・向上させ，私たちがやりたい看護を実現してくれる大切な仲間です。プリセプティが生き生きと学び，看護を実践してくれるために，どうやって支援してあげようかといった新人看護師教育のビジョンづくりは，看護管理者だけに任せておいてはもったいないことに，もうお気づきですね。

2月・3月　看護メンバー全員が新たな学習サポートを創造する時期

# 新人を迎える態勢の整備

## 正当な自己評価：自分自身を知り，正当に尊重する

　人が，持っている能力を十分に発揮するためには，本人が自分の力を信じて，自信を持っていなければなりません。経験が浅くても豊富でも，自分を認めて自信を持てなければ，前に進むことは難しいのです。人はだれでも人から認められたいという欲求を持っており，それはゴールにたどりつくための大切なエネルギー源の1つになります。だからこそ，プリセプターシップを見守る中堅看護師や看護メンバーおよび看護管理者は，プリセプターやプリセプティが自分を認めることができる場をつくることが役割の1つになるのです。その具体的な関わり方が，行動としての承認になります（▶23ページ参照）。

　4月以降，プリセプティの存在そのものを尊重していることを表現するために，この時期に大切なのは，実は私たちが「自分を知り，認める」ことなのです。多くの看護師は，実力があり強みとなる能力を備えていても，「私はこんなことができない」という自己否定や，「この点の改善がもっと必要」という厳しい自己評価をする傾向があります。自分に厳しい姿勢は，時として，他人に対して厳しく欠点を指摘する傾向につながります。この基本的な傾向を私たち自身がしっかりと理解したうえで，新年度からどのように「新人を認める」行動として表現するかを考えることが大切です。

## どのような行動をとるか話し合う

　「相手を認める」ことは，相手が自分自身を承認できるように，言葉がけや態度で表現することです。しかし，相手にどう声をかけようか考える時にいわゆる"評価"の視点を用いてしまうと，実際の行動が承認ではなく，欠点の指摘になってしまいがちです。夢を持って入職した新人看護師に，「あれもこれもできない」と，結果的に欠点を指摘するだけになってしまっては，元も子もありませんね。

　それを避けるためには，まず「そもそも新人看護師とはこうあるべき」「私がプリセプターだった時にはこういう役割を意識してやっていたから，こうやるべき」といった看護メンバー全員の考えを口に出して表現し，文字におこし

て,「ねばならない」「こうあるべき」という考えを自分たちが持っていることを認めましょう。そのうえで,「自分たちは,新人看護師をどのような見方で見ているのか？　それはなぜか？　それは人を育てるうえでプラスなのか？」など,分析してみましょう。そして,どういう場やどういう言葉を用いると,「相手を認める行動」になるのかを,病棟メンバーで検討することも,新人を新たに迎えるにあたって大切な要素ですね。

　私たちの病棟は何を目標とし,何を実現したいのかを病棟メンバー全員で意見を出し合い,新人看護師教育について真摯な気持ちで受け止め,サポートする気持ちを共有できれば,新人の受け入れ体制はこれまでにない素晴らしいものになるに違いありません。

　変えられない過去を反省し続けるのはこの辺にして,未来に向かって明日からのプリセプターシップをどうしたらよいのか,建設的な話し合いを,病棟メンバーを巻き込んでできれば,あなたの病棟のプリセプターシップはきっとよりよい変化を遂げるスタート地点に立っているはずです。

# 新しい病棟の価値を創り上げる担い手として

　プリセプターはこの時期にその役割を解消されても，4月からは病棟メンバーとして，それまでとは異なる立場でプリセプターシップを支えていくことが，次の役割になります。

　これまでプリセプターとして1年間，それ以上頑張ってきたことが，あなた自身の「人を育てる力」「人の学習を支援し促進する力」をさらにつくり上げているのです。どうぞ自分に身についたこの能力を正当に認め，これをチャンスととらえてください。さあ，次年度以降は，何ができるでしょうか？

　まずできることは，「新米プリセプターのサポート」です。プリセプターの経験者として，実に説得力のあるサポートができることは間違いありません。プリセプターを見る目が，これまでとまったく変わって，プリセプターの力を引き出すサポートを知らず知らずのうちにしていることに，あなたは気づくでしょう。

　次に，「プリセプティを承認する行動を起こすこと」です。勤務帯が始まる前に，必ずプリセプティを探して「おはよう」と目を見て笑顔で声をかける，どんな当たり前のことでも「ありがとう」と感謝の意を述べるなど，朝飯前ですよね。これまで当然のこととしてやってきたことでも，それがプリセプティが自分を認め成長の一助となることが理解できた今，あなたがかける言葉の深みが変化しているはずです。

　プリセプターシップを支える病棟文化に変化をもたらすことができるのは，プリセプターを経験した看護師なのです。新人看護師を成長させるための新しい価値を形成していくためには，あなたが貴重な人材であることを忘れないでください。病棟の価値を根こそぎ変える必要はありません。自分たちが行動で表わし，病棟に提言していくことで，何かが変化するはずです。またこれは，新人看護師を成長させるだけはなく，いかに効果的に安全な看護を提供できる場を病棟メンバー全員でつくり上げるかといったモチベーションを維持することにもつながります。

　プリセプターを経験できた短い時間は，あなた自身，そしてあなたの将来を大きく発展させる貴重な時間なのです。

おわりに

# 看護をともに支える人材を育てるために

　継続教育・看護管理に関する研修会やコンサルティングを通してお目にかかった全国の看護師のみなさまから，人材育成について，とりわけプリセプターシップに関するお悩みやお困りの点をお聞かせいただいたことが，本書の出発点となりました。

　現在，プリセプターシップによる人材育成は，プリセプターとプリセプティの共倒れを含むさまざまな問題に直面しています。プリセプターシップの考え方が，現状に合わなくなってきているのが問題なのか？　現場の看護師の人員配置が変わらなければどうしようもないことなのか？　現場の方々の疑問に応えたい一心で，それらを私たちなりに確認していく作業を続けました。
　そして，後輩や新人への「指導」から，立場を問わず互いが教え合い協働する「教育的関わり」に着目し，『看護学雑誌』へ本書の前身となった「現場の教育力がプリセプターシップを変える――事例で学ぶ方法と理論」を連載しました。この連載への執筆を通して，私たちはコンサルティングや研修の経験で寄せられた，臨床現場の生の声をもとに，看護現場の教育力をより高めたいという共通の意識からディスカッションを繰り返しました。

　折しも2006年，医療界はこれまでにない看護人材の獲得競争に突入しました。身動き取れないほどの業務の中で後輩を指導する現場の看護師に，「もっと短期間で」「もっと効率的に」「もっと優秀な」看護人材の育成を求める動きが，今後さらに加速することは想像に難くありません。しかし，それはもはや，専門職として後輩を育成するという使命感だけでは，対応しきれないのではないでしょうか。「医療費抑制」と「安全確保」という2つの大きな課題を抱える看護現場で，無理なく実行できる現実的な人材育成とはどういうものなのか？　連載を終え，本書をまとめるにあたって，着手しなければならなかったのは，その疑問の答を探す作業でした。

　検討を重ねる過程で私たちが注目したのは，看護実践現場での人材育成における具体的な指導方法でした。どのような人材育成プログラムを創り上げても，それを展開する1人ひとりの看護師が持つ基本的な指導力が，人材育成のためには本質的な力として必要となるはずだからです。ところが，看護基礎教育領域では，学生に対する教授法，介入方法が研究され，その成果が蓄積されているにもかかわらず，看護実践現場の教育については，それらを知ることは困難でした。どのような教育プログラムか，どんな方式でスタッフのキャリア開発をしているかというシステムは調べられても，そのために看護師1人ひとりが「具体的にどう行動すればよいか」に関して参考になる資料は，ごくわずかしかありませんでした。

そして，お互いがともに学び合う方法としての「学習サポート」に焦点を絞ったのです。こうして，本書では「基本的な信頼関係の構築」「承認」などの，核となる基本的な対人関係のとらえ方を基本として，プリセプターシップの根本にある合理的な実践重視の指導を実現するにはどうすればよいのかという観点を重視し，「有効な学習支援とは具体的にどう行動することか」を記述しました。いわば，現場重視の新たなチャレンジです。

　私たちのこの試みに対し，読者のみなさまから，多くの忌憚ないご意見ご批判を是非お聞かせいただきたいと，心から思っています。そこから生まれる議論を通じて，次の時代の現場の教育を担う看護師全員が，「どう行動したらいいか」を考える材料が，着実に積み重なっていくからです。

　看護のやりがいを十分に経験した中堅看護師でさえもが，新人看護師を育成する自信を失い，看護そのものを続ける意欲をなくしてしまうほど，現場は複雑で多様な問題を抱え，厳しさを増しています。しかし，いえだからこそ，この厳しい状況にあっても，次の世代を育てることにもう少しだけ自信が持てるように，具体的な行動を変えてみることを提案したいのです。それが，看護の現場に教育力をよみがえらせると信じています。本書が，少しでもそのお役に立つこと，それが私たちの何よりの願いです。

　最後になりましたが，本書を完成させることができたのは，私たちに根気強くお付き合いくださり，常に的確な助言でモチベーションを高めてくださった医学書院の高須佳子さんのおかげです。この場を借りて，お礼申し上げます。
　また，本書を世に送り出すために私たちを支えてくださったみなさまに改めて感謝申し上げます。

北浦暁子　渋谷美香

# 索引

## あ行

挨拶 → 行動による承認
相手を尊重する → 承認
愛のムチの脅威　31, 68
新しい学習観　4
あるべき論からの脱却　62, 69
安心感　19, 20, 28, 43
お手本 → ロールモデル

## か行

ガイド，プリセプターの役割　11, 28
学習サポート　5, 7
　──の基本的な考え方　8
学習サポート活動　17, 18, 27, 41, 51, 61, 77, 91, 101
学習者　3
カリキュラム・レボリューション　2
看護メンバー全員の協力　5, 7, 34-36, 47
看護管理者による徹底　35, 36
聴く　37, 45, 69, 70
期待，周囲からの　78, 85
期待，役割に対する → 役割期待
厳しい態度 → 存在の否定
基本的信頼関係　4, 28, 44
　──の構築　8, 34
緊張による弊害　28
欠点の指摘　45, 97, 104
肯定的なフィードバック　37, 46, 59
行動による承認　14, 23, 87, 104, 106
声をかける → 行動による承認
コーチング　23, 75
ゴールの設定　9, 85
コミュニケーション　75, 99, 102

## さ行

支援，すべての看護メンバーによる　6-8, 36, 47
時期ごとの課題　9, 17, 27, 41, 51, 61, 77, 91, 101
自己概念　39, 59, 75, 81, 89
自己評価　39, 104

自信　4, 34, 71, 104
　──の強化　28, 99
自尊感情　39, 59, 89
自信喪失の悪循環　30
実践的なアドバイス　29
失敗からの学び方　55, 85
指導者，プリセプターの役割　10, 42
指導の態度　30, 45, 48, 84
承認　21, 23, 34, 44, 46, 71, 72, 104
　──，行動による　5, 14, 23, 87, 104
　──，自分自身の　48, 104
　──，態度で示す　23, 35, 84, 87
心理的特性　73, 81, 85, 89
親近感　20, 22, 29
信頼 → 基本的信頼関係
積極的な関心を示す　30, 87
存在の否定　34, 47
存在を認める → 承認

## た行

態度で示す承認　23, 35, 84, 87, 104
態度の統一，看護メンバー全員の　34, 47, 87
対話の場，知識を共有する　6
立場に応じたサポート　13
段階的なサポート　9
知識の共有　5, 6, 16
適切な行動の依頼　35, 47, 88
できていることを見つける　45
できていることを伝える　48, 88
手の届くお手本，プリセプターの役割　57
動機づけ　65, 66, 73

## な行

内発的動機づけ　66, 73
ナレッジマネジメント　5, 16
認知的不協和　89

## は行

場の設定，公式な　6, 36, 38
ビジョン，プリセプティ育成の　5, 102
ビジョンの共有　16, 102, 105

ビジョンの明確化　8, 102
否定的なフィードバック　13, 45
評価　92, 98, 100
　──の意味　95, 99
　──の活用　97, 99
評価者，プリセプターの役割　11
ファシリテーション　49, 75
ファシリテーター，プリセプターの役割　10, 46, 49
不適切な態度　34, 82
振り返りのリスク　85
プリセプターの役割　10, 11, 28-30, 36, 44, 49, 55, 57, 58, 70, 84
プリセプティの学習サポート　4, 7, 8, 16, 49, 85, 102
プリセプティへの否定的な感情　89
ポジティブなメッセージ　6, 18, 19, 21, 22
ポジティブフィードバック　47, 84, 89
ほめる　23, 71

## ま行

ミーティング → 場の設定
メッセージ，承認としての　21, 37
メッセージ，提案型の　74
モチベーション　6, 58, 65, 75
モチベーション理論　66

## や行

役割，プリセプターの　10, 11, 70
役割期待　59, 75, 81, 82
役割を明確にする　55, 58, 102
やらされ感　74
やる気 → モチベーション
擁護者，プリセプターの役割　11, 29, 30, 36, 44, 46, 84

## ら行

リアクタンス　73, 74
リフレーミング　69, 70, 72
ロールモデル，プリセプターの役割　10, 55-58